T0133314

Kohlhammer

Die Autoren:

Meike Schwermann, Krankenpflegeexamen, Fachexamen für Intensiv- und Anästhesiepflege, Studium der Sozialökonomie mit Abschluss Diplom-Sozialwirtin, Studium an der FH Münster, Fachbereich Pflege, mit Abschluss Diplom-Pflegewissenschaftlerin (FH). Derzeit arbeitet sie als Lehrkraft für besondere Aufgaben an der Fachhochschule Münster im Fachbereich Pflege und Gesundheit, u. a. als kommissarische Studiengangsleitung für den B.Sc. Studiengang »Pflege Dual« und als Modulbeauftragte für die Praxisphase im Studiengang B.A. »Berufspädagogik im Gesundheitswesen« sowie als freiberufliche Referentin für Pflegeberufe und ist schwerpunktmäßig in den Bereichen Professionelles Pflegehandeln, Palliative Care sowie Schmerzmanagement in der Pflege tätig.

Markus Münch, Krankenpflegeexamen, Studium der Pflegepädagogik am Fachbereich Pflege der FH Münster mit Abschluss Diplom-Pflegewissenschaftler (FH). 2003–2005 Stipendiat der Bischöflichen Studienförderung des Cusanuswerks. Er arbeitet als Lehrkraft für besondere Aufgaben an der Hochschule Osnabrück und ist dort im Studiengang »Pflege (dual) B.Sc.« am Institut für duale Studiengänge tätig.

Meike Schwermann
Markus Münch

Professionelles Schmerzassessment bei Menschen mit Demenz

Ein Leitfaden für die Pflegepraxis

2., überarbeitete Auflage

Verlag W. Kohlhammer

2., überarbeitete Auflage 2015

Alle Rechte vorbehalten
© W. Kohlhammer GmbH, Stuttgart
Gesamtherstellung: W. Kohlhammer GmbH, Stuttgart

Print:
ISBN 978-3-17-022199-4

E-Book-Formate:
pdf: ISBN 978-3-17-024028-5
epub: ISBN 978-3-17-028650-4
mobi: ISBN 978-3-17-028651-1

Inhalt

Einleitung

Im Rahmen der von den Autoren konzipierten berufsqualifizierenden Weiterbildung »Palliative Geriatrie – Pflegerische Betreuung von Sterbenden in der Altenpflege«, die erstmalig 2003 am Erwin-Stauss-Institut angeboten wurde, stellte sich sehr deutlich die Problematik dar, dass Schmerzen bei demenziell erkrankten, kommunikationseingeschränkten Menschen in den Einrichtungen der Altenhilfe von den Pflegekräften ausschließlich subjektiv und sehr stark intuitiv geleitet wahrgenommen werden. Auch wurde von den Teilnehmern der Weiterbildung aus ihrer Erfahrung heraus bestätigt, dass diese Personengruppe eher Psychopharmaka als Analgetika erhält. Menschen mit Kommunikationsstörungen, insbesondere demenziell erkrankte Menschen, können nicht mehr auf ihre Schmerzen hinweisen, wodurch eine Schmerzerfassung im herkömmlichen Sinne nicht mehr möglich ist. Schmerzen werden bei dieser Personengruppe sehr oft nur ungenügend oder gar nicht erkannt und demzufolge auch nicht adäquat behandelt. Dies konnte in diversen Studienergebnissen nachgewiesen werden (DNQP 2005 und 2011).

Anlass und Zielsetzung des Buchs

In dem vorliegenden Buch wird ein von den Autoren konzipiertes »Schmerzassessment bei demenziell erkrankten, kommunikationseingeschränkten Menschen« vorgestellt, das im Zeitraum vom 1. April bis zum 31. Juli 2005 in einer von der Deutschen Alzheimer Gesellschaft geförderten Diplomarbeit am Fachbereich Pflege der Fachhochschule Münster entwickelt und im Rahmen eines Projekts in einem Münsteraner Altenheim implementiert wurde. Die Ergebnisse dieses Projekts werden im Folgenden praxisnah vorgestellt, so dass dieses Wissen in den Arbeitsbereichen konkret umgesetzt werden kann. In der Überarbeitung des Buches sind aus diesem Grund die vorab vorgestellten theoretischen Grundlagen im Hinblick auf aktuelle Literatur ergänzt worden. Die Umsetzung des Projekts ist nicht relevant verändert worden.

Basierend auf einer Literaturrecherche im deutschsprachigen und angloamerikanischen Raum konnten Erkenntnisse zu allgemeinen Grundlagen des Themas Schmerz, zu Schmerzen bei älteren Menschen mit kognitiven Einschränkungen, zu den Grundsätzen der Schmerzeinschätzung im Allgemeinen sowie in Bezug auf die ausgewählte vulnerable Bewohnergruppe gewonnen werden. Aus der Auseinandersetzung mit der Literatur heraus entwickelten die Autoren die Aufgabenstellung der vorliegenden Arbeit. Dabei ging es um die Entwicklung und Einführung eines systematischen Schmerzassessments, die in Form von theoretischer und praktischer Schulung bei ausgewählten Mitarbeitern des Altenpflegeheims

Entwicklung und Einführung eines systematischen Schmerzassessments erfolgten, sowie um die Sensibilisierung der Pflegekräfte für die spezielle Thematik durch diese Schulung und die Anwendung des Schmerzassessments. Da im – zum Zeitpunkt des Projekts vorliegenden – Expertenstandard Schmerzmanagement in der Pflege des DNQP von 2005 die Schmerzerfassung bei demenziell erkrankten, kommunikationseingeschränkten Menschen mit Schmerzen nur unzureichend Berücksichtigung fand, wurde zudem ein erster Pflegestandard sowie eine zugehörige Prozessbeschreibung entwickelt.

Das systematische Schmerzassessment bestand aus einem von den Autoren konzipierten *Schmerzersteinschätzungsbogen*, der neben Stammdaten vor allem eine Selbsteinschätzung durch die Bewohner sowie eine Fremdeinschätzung durch die Bezugspflegekraft und die Bezugsperson (z. B. Angehörige, Betreuer) erfasste, sowie der *Schmerzerfassung mit Unterstützung eines Verhaltensprotokolls* (ECPA-Bogen).

Entwicklung eines Schulungskonzepts

Da in der gesichteten Literatur kaum Informationen über Inhalte und Durchführung von Schulungen zu finden waren, welche die Pflegekräfte auf den Umgang mit Schmerzerfassungsinstrumenten für die angesprochene Zielgruppe vorbereiten, wurde hierzu ein eigenes Schulungskonzept entwickelt. Dies gliederte sich in einen theoretischen Teil mit einer 16 Stunden umfassenden Seminarreihe sowie in zwei Praxisphasen von jeweils vier Wochen. Innerhalb der Praxisphasen erprobten die Mitarbeiter die beiden oben erwähnten Schmerzerfassungsinstrumente in ihren Arbeitsbereichen und wurden dabei von den Projektleitern begleitet und unterstützt. Abschließend wurde die Umsetzung des Schmerzassessments gemeinsam mit den Mitarbeitern evaluiert. Dabei zeigten die Teilnehmer des Projekts eine hohe Motivation und ein großes Interesse an der thematischen Erarbeitung der Inhalte und bescheinigten den Autoren eine sehr gute Durchführung sowie ein positives Gruppenklima. Die Mitarbeit war durch ein großes Engagement geprägt, und in den Sicherungsphasen der Seminare zeigte sich deutlich, dass die Teilnehmer den Umgang mit den einzelnen Instrumenten verstanden hatten. Innerhalb der Praxisphasen erfüllten sie alle Anforderungen und bekundeten auch hier, dass die Arbeit mit dem Schmerzassessment hilfreich, interessant, nicht zu arbeitsaufwendig, neben der alltäglichen Arbeit gut zu bewältigen und sehr förderlich im Hinblick auf die Schmerzerfassung sowie das Schmerzmanagement bei der vulnerablen Bewohnergruppe sei.

Der Grad der Sensibilisierung der geschulten Pflegekräfte wurde anhand einer Selbsteinschätzung der Teilnehmer zum individuellen Lernzuwachs sowie eines auf den Pflegeprozess bezogenen Kategoriensystems erhoben, welches das Dokumentationsverhalten sowie Pflegevisitengespräche dahingehend untersuchte, inwieweit die rationalen bzw. reflektierten Elemente gegenüber den intuitiven bzw. unreflektierten Darstellungen zur Thematik zunehmen. Bei einer Analyse der Bewohnerdokumentation und der Auswertung der Pflegevisite ermittelten die Autoren jedoch starke Defizite in der systematischen, zielgerichteten und damit rationalen bzw. reflektierten Beschreibung des durchgeführten professionellen Schmerzassessments im Rahmen des Pflegeprozesses. Das bedeutet, dass die Verwendung des Schmerzassessments von den Mitarbeitern zwar als praktikabel bewertet und die Instrumente auch eingesetzt wurden, eine tatsächliche Umsetzung in die Pflegeplanung und Dokumentation aber mehr Zeit benötigt, als in den drei Monaten der Projektlaufzeit zur Verfügung stand. Die Problematik mit der Dokumentation ist aus Autorensicht nicht nur auf das Schmerzassessment zu beziehen, sondern zeigt sich auch bei anderen Themen des Pflegeprozesses. Dass die Anwendung des Schmerzassessments für demenziell erkrankte, kommunikationseingeschränkte Menschen im Kontext dieses Altenpflegeheims praktikabel ist, wurde als erwiesen angesehen. In der Evaluation bescheinigte die Leitungsebene des am Projekt beteiligten Altenpflegeheims den Autoren eine strukturierte, mitarbeiterorientierte, zuverlässige, unkomplizierte und terminoptimierte Durchführung des Projekts, in dessen Folge bereits eine Weiterführung der Implementierung dieses Schmerzassessments für alle Mitarbeiter in Form eines Folgeprojekts durchgeführt wurde. Die Autoren hoffen, dass sich mit Hilfe dieses Leitfadens viele Interessierte finden werden, die ein Schmerzassessment für demenziell erkrankte, kommunikationseingeschränkte Menschen in ihren Einrichtungen umsetzen werden.

Die Erkenntnisse aus der intensiven Literaturstudie, alle entwickelten Instrumente sowie der Aufbau der Schulungsreihe werden in diesem Buch detailliert vorgestellt.

Der von den Autoren entwickelte Pflegestandard für das Schmerzassessment bei demenziell erkrankten, kommunikationseingeschränkten Menschen mit Schmerzen sowie die anschließende Prozessbeschreibung, die sich auf das Einleiten eines pflegerischen Schmerzmanagements bei der vulnerablen Bewohnergruppe bezieht, verdeutlichen den professionellen Ansatz des entwickelten Schmerzassessments.

Die Erkenntnisse aus dem Projekt bilden eine zukunftsweisende und repräsentative Grundlage zur Einführung eines Schmerzmanagements in den Institutionen der Altenhilfe. Es erscheint den Autoren erstrebenswert, dass diese Art des Schmerzassessments und die Erfahrungen aus dem Projekt möglichst vielen zugute kommen. Sie würden sich freuen, wenn der Leitfaden einen elementaren Anstoß im Hinblick auf ein professionelles Schmerzassessment für demenziell erkrankte, kommunikationseingeschränkte Menschen in der Altenpflege gibt, so dass in Kooperation mit den Ärzten diese Personengruppe in Zukunft eine Steigerung der Lebensqualität durch die Linderung ihrer Schmerzen erfährt.

Alle Namen von Patienten/Bewohnern sind von den Autoren frei erfunden.

Grundlage zur Einführung eines Schmerzmanagements

11

1 Schmerzerfassung: Basis des Schmerzmanagements im Alter

1.1 Grundlagen zum Schmerz

1.1.1 Definition des Schmerzes

Individualität des Schmerzerlebens

Der Schmerz als ein sehr individuelles Erleben eines jeden Menschen wird von einer führenden Pflegeexpertin wie folgt umschrieben: »Schmerz ist das, was der Betroffene über die Schmerzen mitteilt, sie [die Schmerzen] sind vorhanden, wenn der Betroffene mit Schmerzen sagt, dass er Schmerzen hat« (dt. Übersetzung nach McCaffery, Pasero 1999, S. 17). Die Bedeutung dieser Perspektive wird durch die Schmerzdefinition der IASP (International Association for the Study of Pain) nochmals hervorgehoben, die besagt, dass Schmerz ein »… unangenehmes Sinnes- und Gefühlserlebnis ist, das mit aktuellen oder potenziellen Gewebeschädigungen verknüpft ist oder mit Begriffen solcher Schädigungen beschrieben wird« (dt. Übersetzung nach Merskey, Bogduk 1994, S. 210). In der Kurzfassung der Ethik-Charta der Deutschen Gesellschaft zum Studium des Schmerzes e. V. – heute Deutsche Schmerzgesellschaft e. V. – wird verdeutlicht, dass Schmerz nicht nur als Symptom auf die Erregung schmerzvermittelnder Strukturen verweist. Er wird in der Charta als ein Phänomen dargestellt, das physiologische Dimensionen und eine Bewusstseins- und Gefühlskomponente hat, die die Intensität und Art des Schmerzerlebens und des Schmerzverhaltens bestimmen. Ergänzend wird die individuelle Schmerztoleranz dargestellt, die von kommunikativen Gewohnheiten sowie historischen und psychosozialen Aspekten beeinflusst wird. Werden allein die verschiedenen Adjektive wie stechend, beißend, ziehend etc. zur Beschreibung der Qualität des Schmerzes betrachtet, wird deutlich, wie zentral die Individualität des Schmerzerlebens ist (DGSS 2007, S. 3).

1.1.1.1 Akuter und chronischer (persistierender) Schmerz

Alter: »persistierende« statt »chronische« Schmerzen

Eine wesentliche Unterscheidung, insbesondere im Hinblick auf eine Schmerztherapie, ist diejenige zwischen akuten und chronischen Schmerzen. Der akute Schmerz hat im Hinblick auf plötzliche Gewebsschäden und Traumata eine entscheidende Warnfunktion (DNQP 2011, S. 58). Er dauert nur wenige Stunden bis Tage, ist durch eine örtlich begrenzte, oft periphere Schädigung gut lokalisierbar und bessert sich nach kurzer Zeit.

Der akute Schmerz wird daher als positiver oder auch sinnvoller Schmerz beschrieben und als existentielle Erfahrung wahrgenommen (Müller-Mundt 2005 zit. nach DNQP 2011, S. 58), während der chronische Schmerz eine negative Bedeutung hat und als sinnlos bezeichnet wird. Der chronische Schmerz dauert Monate bis Jahre und ist diffus, also schlecht lokalisierbar. Im Verlauf kommt es zu einer Vergrößerung der Schmerzregion bis hin zum Ganzkörperschmerz. Da er durch zentrale und psychische Störungen bedingt ist, wird dem chronischen Schmerz eine eher schlechte Prognose gestellt. Der Schmerz hat sich als Schmerzkrankheit manifestiert und seine Therapie ist sehr schwierig. Chronifizierung von Schmerzen bzw. Schmerzchronifizierung wird in der Fachliteratur nochmals gesondert betrachtet und als Loslösung des Symptoms Schmerz von seiner ursprünglichen Ursache beschrieben. Im aktuellen Expertenstandard des Deutschen Netzwerks für Qualitätsentwicklung (DNQP, 2014) steht das Schmerzmanagement in der Pflege bei chronischen Schmerzen im Fokus. Hier wird verdeutlicht, dass eine Chronifizierung des Schmerzerlebens sich fließend entwickelt. »Die Chronifizierung von Schmerzen wird nicht mehr nur als ein zu einem exakten Zeitpunkt eintretender Zustand diskutiert, sondern der Übergang wird mehr und mehr fließend und am individuellen Schmerz- und Krankheitserleben ausgerichtet erkannt« (DNQP 2014, S. 22).

Das zentrale Nervensystem hat ein so genanntes Schmerzgedächtnis entwickelt. Durch lang andauernde, starke Schmerzen wird das Nervensystem für Schmerzreize derart sensibilisiert, dass schon durch kleinste Reize bereits Schmerzen ausgelöst werden. Es kommt zu Beeinträchtigungen im Sozialleben, zu Begleitsymptomen wie z. B. Kopfschmerzen und Gastritis sowie zu psychischen Reaktionen wie Depression, Hilflosigkeit und Angstzuständen.

Im Zusammenhang mit dem Alter wird statt von chronischen von persistierenden Schmerzen gesprochen, da der chronische Schmerz gerade von älteren Menschen häufig mit negativen Assoziationen und Stereotypen verbunden wird: psychiatrische Probleme, erfolglose Therapie, »Sich-krank-Stellen« und Medikamentenmissbrauch. Die alternative Bezeichnung persistierender Schmerz soll eine positivere Einstellung unterstützen und den betroffenen Personen vermitteln, dass auch diese Schmerzen effektiv behandelbar sind.

1.1.1.2 Schmerzformen und -arten

Die Unterteilung von Schmerzformen bzw. Schmerzarten erfolgt nach sehr verschiedenen Kriterien. Eine verbindliche Einteilung ist bisher nicht vorhanden, was das Verständnis des komplexen Themas Schmerz erschwert. Im Hinblick auf den persistierenden Schmerz ist daher zunächst eine weitere Unterteilung nützlich, und zwar nach Nozizeptorschmerzen und neuropathischen Schmerzen. Während der neuropathische Schmerz auf einer Schädigung des Schmerzreizleitungssystems (nozizeptives System) beruht, sind die peripheren und zentralen neuronalen Strukturen bei den Nozizeptorschmerzen noch intakt und werden chronisch erregt. In Tabelle 1

Nozizeptorschmerzen und neuropathische Schmerzen

werden die häufig unterschiedenen Schmerzformen und -arten den beiden genannten Hauptkategorien zugeordnet und jeweils verständliche Beispiele gegeben. An der im Folgenden beschriebenen Physiologie der Nozizeptorschmerzen wird deutlich, warum Schmerzen so gut am Verhalten der Menschen beobachtbar sind.

Tab. 1:
Einteilung persistierender Schmerzen (Quelle: Baron, Jänig 2001, S. 66)

Nozizeptorschmerzen		Neuropathische Schmerzen	
Schmerzform/-art	Beispiele	Schmerzform/-art	Beispiele
Schmerzen in tiefen somatischen Geweben	Schmerzen in tiefen somatischen Geweben	Schmerzen nach mechanischen Traumata mit und ohne Nervenverletzungen	Verbrennungen, Quetschungen
Schmerzen bei chronischen Entzündungen	Gelenkrheuma	Schmerzen nach stoffwechselbedingten Verletzungen von aufsteigenden Neuronen	Diabetische Neuropathie, andere sensorische Neuropathien
Viszerale Schmerzen (Eingeweideschmerzen)	Herz, Verdauungstrakt, innere ableitende Harnwege	Schmerzen nach Virusinfektionen	Neuralgien nach Herpes-zoster-Infektion
Tumorschmerzen	sofern keine Nerven verletzt sind	Phantomschmerzen	Amputationen
Kopfschmerzen	Spannungskopfschmerz, Migräne	Schmerzen nach zentralen Verletzungen	Querschnittslähmung

1.1.2 Physiologie des Schmerzes

1.1.2.1 Nozizeptorschmerzen

Prozess der Nozizeption

Nozizeptoren (Schmerzrezeptoren) sind vor allem in der Haut (90 %), aber auch in anderen Geweben vorhanden und werden durch gewebeschädigende Reize erregt. Die Nozizeption, also der hinter den Schmerzen liegende Prozess, beginnt mit einer Reizung der Schmerzrezeptoren und untergliedert sich wie folgt:

- *Schmerzentstehung*: Durch einen mechanischen (Druck, Zug), chemischen (Gifte) oder thermischen (Hitze, Kälte) Reiz kommt es zur Freisetzung von Transmittersubstanzen und Ionen, welche die Schmerzrezeptoren erregen. Der Reiz kann dabei von außen, z. B. durch Verbrennungen (exogener Reiz), oder von innen, z. B. durch einen Tumor (endogener Reiz), erfolgen. Gleichzeitig werden Kinine und Prostaglandine gebildet, welche die Empfindlichkeit auf exogene und endogene Reize steuern – beispielhaft sei hier eine leichte Berührung genannt, die bei einem Sonnenbrand bereits weh tut.

- *Schmerzleitung:* Über bestimmte Nervenfasern des ersten Neurons wird der Schmerzreiz bis zum Hinterhorn des Rückenmarks weitergeleitet. Über die A-Delta-Fasern erfolgt eine schnelle Weiterleitung. Der Schmerz wird als hell und stechend beschrieben und ist gut lokalisierbar. Als so genannter Sofortschmerz dient er vor allem zur Auslösung von Schutzreflexen. C-Fasern leiten nur langsam. Der Schmerz ist schwer lokalisierbar und wird als dumpf und brennend empfunden. Im Hinterhorn des Rückenmarks erfolgt die Umschaltung des Schmerzreizes auf das zweite Neuron, welches wiederum eine Weiterleitung zu übergeordneten Verarbeitungszentren im Gehirn leistet. Dieser gesamte Vorgang erklärt gleichzeitig die Funktion der Afferenz, der Zuleitung bzw. Zuführung der Schmerzreize, und somit die Bezeichnung afferente Nervenfasern.
- *Schmerzwahrnehmung:* Gelangt der Schmerzreiz über das Rückenmark zum Thalamus und weiter in verschiedene Hirnregionen, wird der Schmerz dem Menschen erst bewusst. Dieser Vorgang ist bislang nur unzureichend erklärt. Sicher ist jedoch, dass die an dieser Phase beteiligten Hirnregionen die Bewertung des Schmerzes hinsichtlich verschiedener Komponenten beeinflussen bzw. regulieren und unter anderem für entsprechende Reaktionen in Form von Emotionen und schmerzbezogenem Verhalten zuständig sind (▶ **Kap. 1.1.2.3**).
- *Schmerzhemmung:* Dieser meist als Modulation bezeichnete Vorgang erfolgt über vom Gehirn aus absteigende (deszendierende) Nervenbahnen. Die Hemmprozesse sind von entscheidender Bedeutung, da sie den Schmerz kontrollieren und das ständig weitere Einfluten von Schmerzreizen bremsen oder gar stoppen. Im Wesentlichen erfolgt die deszendierende Hemmung über Transmitter (Noradrenalin und Serotonin), die den Einstrom weiterer Schmerzreize im Rückenmark drosseln. Darüber hinaus spielen die Endorphine (endogene bzw. körpereigene Morphine) eine sehr wichtige Rolle. Sie hemmen die Umschaltung der Schmerzreize von den A-Delta- und C-Fasern auf das zweite Neuron im Rückenmarkhinterhorn. Nicht zuletzt wird die Hemmung von psychischen Faktoren beeinflusst. Im Rahmen der Gate-Control-Theorie wird das Rückenmark als Tor (Gate) verstanden, das Schmerzreize durchlässt oder auch nicht. Schließen und Öffnen des Tores hängen von physiologischen, kognitiven und emotionalen Vorgängen ab, was z. B. die Bedeutung der Ablenkung als nichtmedikamentöse Schmerztherapie erklärt.

1.1.2.2 Neuropathische Schmerzen

Hier liegt eine Schädigung des Nozizeptorensystems vor, die folgende Auswirkungen hat: Eine Nervenkompression oder Nervenverletzung führt

Schädigung des Nozizeptorensystems

zu einer anatomischen und funktionellen Störung der Hemmsysteme. Infolgedessen nehmen schmerzverstärkende Vorgänge zu, was sich mitunter in spontanen bzw. anfallsartigen, einschießenden Schmerzen äußert. Auch die Empfindlichkeit gegenüber kleinsten Reizen nimmt zu, was zu inadäquaten Reaktionen auf die jeweiligen Reize führen kann. Einen Sonderfall bilden die Deafferenzierungsschmerzen, die auf einer partiellen oder kompletten Durchtrennung der afferenten Bahnen beruhen, etwa bei großen Traumata oder Amputationen. Hier bilden sich Neurome an den Nervenenden, die sehr empfindlich auf Berührung, Wärme und Wetterveränderungen reagieren und z. B. zu den typischen Phantom- oder Stumpfschmerzen führen. Neuropathische Schmerzen gelten als sehr komplex und nur schwer durch gängige Analgetika (Schmerzmittel) therapierbar.

1.1.2.3 Individuelles Schmerzerleben

Drei Komponenten des Schmerzerlebens

Im pflegeberuflichen Alltag kommt den transkulturellen Aspekten des Schmerzerlebens eine große Bedeutung bei. Eine differenzierte Betrachtung des Schmerzerlebens in den verschiedenen Kulturen bzw. bei unterschiedlichem Migrationshintergrund von Altenheimbewohnern würde jedoch in diesem Zusammenhang zu weit führen. Doch die Berücksichtigung des individuellen Schmerzverständnisses sowie das »Ernstnehmen« der Schmerzäußerungen durch die Pflegekräfte sind zwingend notwendig, um Fehleinschätzungen aufgrund der eigenen kulturellen Prägung zu vermeiden. Wesentlich sind daher die unterschiedlichen Komponenten des Schmerzerlebens, die auch als Verarbeitungsinstanzen im Rahmen der Schmerzwahrnehmung verstanden werden und das individuelle Schmerzerleben beeinflussen. Sie schlüsseln den ersten Teil der Schmerzdefinition der IASP auf (▶ **Kap. 1.1.1**) und werden wie folgt unterteilt (nach Melzack, Casey 1968, in Treede 2001, S. 39):

- *Sensorisch-diskriminative Komponente:* Der Schmerz als Sinneserlebnis wird durch die Leistungen des nozizeptiven Systems vermittelt und nach den Dimensionen Schmerzort bzw. -lokalisation, Schmerzdauer und Schmerzintensität bewertet.
- *Affektiv-motivationale Komponente:* Das limbische System ist an der emotionalen Bewertung des Schmerzes beteiligt und beeinflusst das Gefühlsempfinden während des Schmerzerlebens. Gleichzeitig ergibt sich aus dieser Bewertung des Schmerzes der Handlungsantrieb für motorische Reaktionen (z. B. Flucht oder Schonhaltung) sowie die Aktivierung des vegetativen Nervensystems (z. B. erhöhte Atemfrequenz, Blutdruckanstieg).
- *Kognitiv-evaluative Komponente:* Nicht zuletzt erfolgt die Schmerzbewertung über konkrete Ängste, situationsabhängige Bedingungen, frühere Erfahrungen und kulturelle Wertvorstellungen.

Im Hinblick auf die vulnerable Gruppe der demenziell erkrankten, kommunikationseingeschränkten Bewohner sticht vor allem die affektiv-motivationale Komponente hervor, da diese dafür verantwortlich ist, in welcher Form und wie intensiv Schmerzen am Verhalten einer Person beobachtbar werden.

Das Schmerzerleben wird als ein individuelles, komplexes, multidimensionales, sensorisches Ereignis beschrieben und als eine Wahrnehmungserfahrung, die Einfluss auf alle Aspekte der Person hat und durch die individuellen Charakteristika einer Person beeinflusst wird. Hierzu gehören kulturelle, psychische, physische und soziale Faktoren sowie vorangegangene Schmerzereignisse, die Einstellung der Person gegenüber dem Schmerzerleben und die Stimmung, die in einer bestimmten Situation vorhanden ist (DNQP 2011, S. 59). In Bezug auf ein chronisches Schmerzerleben bieten multidimensionale Krankheitskonzepte mehr Einsicht in den Krankheitsverlauf als eine rein bio-medizinische Betrachtungsweise, da bei einem chronischen Schmerzerleben der Blickpunkt mehr auf die Verarbeitungsprozesse des Schmerzerlebens gelegt wird und Schmerzen im Verlauf der Chronifizierung ihre Schutzfunktion verlieren und eine Ursachenanalyse nur noch sehr schwer möglich ist (DNQP 2014, S. 69–70). Das bedeutet, dass der Einfluss und das gegenseitige Wechselspiel biologischer, kognitiv-emotionaler, behavioraler und sozialer Faktoren bei der Entstehung, Aufrechterhaltung oder der Bewältigung von Schmerzen eine große Rolle spielen. Mit einer Chronifizierung von Schmerzen einhergehendes Verhalten ist gekennzeichnet durch psychosoziale Inaktivität und Rückzug aus dem sozialen Leben, sowie die Ausrichtung auf Schonung. Die Diagnostik und Behandlung der Schmerzen rücken zunehmend in den Lebensmittelpunkt der Betroffenen und führen zu schwerwiegenden Veränderungen im gesamten Lebensgefüge (DNQP 2014, S. 70).

1.2 Schmerzen bei älteren, kognitiv eingeschränkten Menschen

1.2.1 Schmerzen und Alter

Ein Vergleich von Studienergebnissen nach Harkins und Price (1992) verdeutlicht, dass die Schmerzschwelle (Grenzwert der durch einen nozizeptiven Reiz ausgelösten Empfindung) bei Älteren im Verhältnis zu jüngeren Menschen nicht erhöht ist und grundsätzlich von keinem geringeren Schmerzempfinden im Alter gesprochen werden kann. Diskriminationsvermögen (geringste wahrnehmbare Unterscheidung zwischen Reizen unterschiedlicher Intensität) und Schmerztoleranz (Zeitdauer, die eine Person bereit ist, einen Reiz zu ertragen, bevor sie ihn zu unterbinden

Kein geringeres Schmerzempfinden im Alter

17

versucht) waren hingegen teilweise erhöht, was allerdings aufgrund von Versuchsmängeln als nicht aussagekräftig gewertet wurde.

Eine Erhöhung der Schmerztoleranz im Alter erscheint jedoch aufgrund einer veränderten Schmerzverarbeitung durchaus möglich. So führen Ergebnisse aus den Studienanalysen von Heuft et al. (1995) und Hofer et al. (1995) zu dem Schluss, dass im Alter hohe psychische Kapazitäten zur Verarbeitung des Schmerzerlebens vorhanden sind. Dies führt zu einer Anpassung an schmerzbedingte Beeinträchtigungen bzw. zu deren Akzeptanz oder verändert die Erwartungshaltung gegenüber Schmerzfreiheit im Alter, z.B. infolge zunehmender chronischer Erkrankungen. Phänomene einer Schmerzverdrängung (▶ Kap. 1.4.1) lassen sich anhand solcher Ergebnisse gut begründen.

Im Alter vorherrschend: Gelenk-, Kreuz- und Rückenschmerzen

Trotz einer veränderten Schmerzverarbeitung bleibt aber die Problematik bestehen, dass ältere Menschen Schmerzen haben, die keinesfalls vernachlässigt werden sollten und einer geeigneten Therapie bedürfen. Einem systematischen Review zufolge liegen die Schmerzprävalenzraten in Pflegeheimen sogar zwischen 49 % und 83 % (Fox et al. 1999). Welche Schmerzen bei älteren Menschen im Vordergrund stehen, zeigen Studienergebnisse, wonach bei den über 76-Jährigen Gelenkschmerzen mit einem Anteil von 1/3 und Kreuz- und Rückenschmerzen mit 1/4 zu starken und erheblichen Beeinträchtigungen führen. Wird die Tatsache berücksichtigt, dass die häufigste Schmerzlokalisation im Bereich des Rückens liegt und Rückenschmerzen zudem einen Einflussfaktor für eine längere Schmerzdauer darstellen, so lassen sich Gelenk-, Kreuz- und Rückenschmerzen durchaus auch in persistierender Form bei älteren Menschen vermuten. Weitere häufige schmerzaffine Diagnosen, die bei älteren Menschen gestellt werden, sind (Thomm 2012, S. 183–184):

- Koxarthrose
- Gonarthrose
- Osteoporose
- Arterielle Verschlusskrankheit
- Trigenimusneuralgie
- Rheumatische Erkrankung
- Angina pectoris
- Postzosterische Neuralgie

Über die Schmerzerkrankung hinaus leiden gerade die älteren Menschen unter vielfältigen Organerkrankungen und anderen Erkrankungen (Thomm 2012, S. 183–184):

- Muskuloskelettales System
- Herz-Kreislauf-System
- Atmungssystem
- Augen, HNO
- Nervensystem

- Gastrointestinaltrakt
- Urogenitaltrakt
- Endokrinum
- Psyche

Im Expertenstandard des DNQP (2011, S. 62) wird belegt, dass ältere Menschen stärkeren Schmerz als jüngere empfinden und die Schmerztoleranz mit steigendem Alter abnimmt. Gleichzeitig zeigen ältere Menschen aber auch eine langsamere Rückbildung von Übersensibilität und Schmerzen nach Verletzungen oder schmerzhaften Prozeduren.

1.2.2 Schmerzen und Demenz

Eine Frage, die bislang allerdings offen bleibt, ist der Einfluss der Demenz auf das Schmerzerleben bei älteren Menschen. Der Hintergrund dieser Erkrankung soll daher vorab kurz skizziert werden.

Symptome und Ursachen der Demenz

Die Demenz ist durch ein Nachlassen der Gedächtnisfunktionen und durch Einbußen der kognitiven Fähigkeiten charakterisiert. Hierzu zählen u. a. Wahrnehmung, Aufmerksamkeit, Problemlösung und Handlungsentwurf, Sprachleistungen sowie die Fähigkeit, Neues zu lernen oder bereits Gelerntes abzurufen. Störungen in diesen Bereichen führen zu Beeinträchtigungen des Alltags, die von den Betroffenen selbst, nicht selten aber eher von den Angehörigen bemerkt und als auffällig gewertet werden. Weitere Symptome der Demenz bilden Wahrnehmungs- und Denkstörungen (z. B. Wahnvorstellungen), Desorientiertheit, Persönlichkeitsveränderungen, Inkontinenz und infolgedessen auch der körperliche Abbau, was schließlich zur notwendigen ständigen Beaufsichtigung und pflegerischen Versorgung führt.

In ca. 10 % der Fälle liegt der Demenz eine Ursache zugrunde, die »behandelbar« ist, z. B. schwere Schilddrüsenunterfunktion, Epilepsie, Intoxikation, Vitamin-B-12-Mangel oder Multiple Sklerose. Hierbei wird von einer sekundären Demenz gesprochen, also Demenz als Folge einer anderen Erkrankung. In ca. 90 % der Fälle entsteht eine Demenz auf der Grundlage unterschiedlicher Erkrankungen, die zu einer Degeneration der Neuronen führen. Diese Demenz wird als primär bezeichnet, da sie durch direkte Hirnschädigung hervorgerufen wird. Dazu zählen neben der Alzheimer-Krankheit – die mit Abstand häufigste Ursache für ein demenzielles Syndrom (50–60 %) – die Demenzen auf der Grundlage von Arteriosklerose oder Schlaganfällen (Vaskuläre Demenz, 15 %) sowie die Demenzen bei anderen Krankheiten wie der Pick-Krankheit, der Parkinson-Krankheit, Chorea Huntington und der Creutzfeldt-Jakob-Krankheit.

Die Demenz wird in drei Stadien eingeteilt: Bei einer leichten Demenz sind die Beschwerden zwar erkennbar, die meisten Alltagstätigkeiten sind in vertrauter Umgebung aber noch möglich. Im zweiten Stadium, der mittelschweren Demenz, bestehen Orientierungsstörungen auch in vertrauter Umgebung; Alltagstätigkeiten werden zunehmend unmöglich,

Stadien der Demenz

zwanghaftes Verhalten und Unruhe zum Problem. Im letzten Stadium, der schweren Demenz, benötigt der Betroffene Hilfe bei allen Aktivitäten des täglichen Lebens, und durch den fortschreitenden Verlust motorischer Fähigkeiten häufen sich körperliche Komplikationen.

Demenzen stellen schon seit längerem den bei weitem häufigsten Grund für das Überwechseln in ein Heim dar, und mitunter sind mehr als die Hälfte der Bewohnerschaft von einer mittelschweren oder schweren Demenz betroffen. Leider lässt sich deren Anzahl aufgrund des schleichenden Beginns der Demenz, des langsamen, progredienten Verlaufs sowie der eher fließenden Übergänge nicht exakt in Prävalenzen und Inzidenzen quantifizieren. Doch die geschätzten Zahlen allein verdeutlichen bereits die hohe Priorität, welche die Versorgung demenziell erkrankter Menschen haben muss. Werden zudem die vorherigen Ausführungen zum Schmerz im Alter hinzugezogen, wird die Relevanz einer adäquaten Schmerzversorgung bei Demenzkranken bereits deutlich.

Keine ausreichende Untersuchung des Schmerzerlebens Demenzkranker

Das Schmerzerleben demenziell erkrankter Menschen ist nach wie vor nicht ausreichend untersucht, was primär in der eingeschränkten Kommunikations- und Merkfähigkeit der Betroffenen begründet liegt. Die Problematik erhält durch Berichte von Fehldiagnosen, die auf einer mangelnden Reaktion auf Schmerzreize basierten und zum Tode des Demenzkranken führten, eine zusätzliche Brisanz.

Forschungen zu dieser Thematik führen zu sehr unterschiedlichen Ergebnissen. Die Resultate einer Studie von Scherder et al. (2003a) mit dem Fokus auf die vaskuläre Demenz ließen den Schluss zu, dass ältere Patienten mit dieser Diagnose ein erhöhtes Schmerzempfinden im Vergleich zu älteren Menschen ohne Demenz haben. Die Ergebnisse wurden unter anderem damit erklärt, dass die Betroffenen infolge von Schlaganfällen unter einem so genannten postapoplektischen Schmerz litten. Nach einem apoplektischen Insult kann es zu zentralen Schmerzen kommen, die auf einer Schädigung des Nervensystems im Bereich des Thalamus beruhen und zu den neuropathischen Schmerzen gezählt werden.

Eine Übersichtsarbeit über experimentelle Befunde zum Schmerzerleben bei Alzheimer-Patienten von Lautenbacher und Kunz (2004) liefert eher gegenteilige Erkenntnisse. Zunächst wird einheitlich dokumentiert, dass die Alzheimer-Erkrankung keinen Einfluss auf die Schmerzschwelle hat. Schmerztoleranz und die Aktivierungsschwelle für vegetative Schmerzreaktionen (u. a. erhöhte Pulsfrequenz, Blutdruckanstieg) scheinen im Vergleich zur Gruppe der nicht Erkrankten jedoch erhöht zu sein. Diese Abweichungen werden hauptsächlich mit einer veränderten Schmerzverarbeitung bei Alzheimer-Patienten zu erklären versucht. Die Alzheimer-Erkrankung führt zu Atrophien im limbischen System und den angrenzenden Regionen, die an der Schmerzverarbeitung beteiligt sind. Erhöhte Schmerztoleranz und verminderte vegetative Schmerzreaktionen könnten demnach auf neurodegenerativen Veränderungen beruhen.

Ein weiteres Review von Studien (Scherder et al. 2003b), welche die Beziehung zwischen Schmerzverarbeitung und neuropathologischen Prozessen zum Schwerpunkt hatten, untermauert die vorherigen Ergebnisse.

Dabei konzentrierten sich die Autoren auf die Alzheimer-Demenz, die vaskuläre Demenz sowie die frontotemporale Demenz (Pick-Krankheit). Obwohl alle drei Formen mit Hirnatrophien und Schädigungen der weißen Hirnsubstanz einhergehen, scheint die unterschiedliche Weise, in der die an der Schmerzwahrnehmung beteiligten Hirnregionen betroffen sind, ausschlaggebend für das Muster der veränderten Schmerzverarbeitung zu sein. Im Falle der Alzheimer-Demenz sowie der frontotemporalen Demenz nahmen die Reaktionen der affektiv-motivationalen Komponente ab, bei der vaskulären Demenz hingegen zu.

Genauere Erklärungen zur Beschreibung des veränderten Schmerzerlebens demenziell erkrankter Menschen können anhand der dargestellten Informationen jedoch nicht erfolgen. Wesentlich sind vielmehr die zusätzlichen Erkenntnisse aus den Studien im Hinblick auf die veränderte Schmerzkommunikation bei Demenzkranken. Die geringe Reliabilität (▶ **Kap. 1.3.2**) der Schmerzberichte (z. B. aufgrund der fehlenden Schmerzerinnerung) sowie die mangelnde Fähigkeit der verbalen Kommunikation beeinträchtigen die Schmerzkommunikation bei dieser vulnerablen Personengruppe. Kognitive Einbußen tragen demnach ebenso wie die veränderte Schmerzverarbeitung zu verminderten verbalen Schmerzberichten bei. Eine Folge ist, dass Schmerz verursachende Erkrankungen mitunter nicht auffällig werden. Zudem rückt vielerorts die Forderung nach geeigneten Instrumenten zur Schmerzeinschätzung bei demenziell erkrankten, kommunikationseingeschränkten Menschen in den Vordergrund, um eine Unterversorgung dieses Personenkreises aufgrund einer mangelhaften Schmerzbeurteilung zu vermeiden.

1.3 Grundlagen zur Schmerzerfassung

Nach dem Expertenstandard Schmerzmanagement in der Pflege beschreibt das Schmerzmanagement »... den umfassenden, multidisziplinären Prozess, Schmerzen eines Patienten/Bewohners zu erkennen, einzuschätzen und sich ihnen durch medikamentöse Therapie, begleitend durch nichtmedikamentöse Maßnahmen zur Schmerzlinderung, sowie gezielte Schulung und Beratung zu widmen« (DNQP 2004, S. 96). Als Grundlage einer gezielten Schmerztherapie bilden Schmerzerkennung und -einschätzung die Basis eines effektiven Schmerzmanagements.

Schmerzerkennung und -einschätzung als Basis des Schmerzmanagements

Die Schmerzeinschätzung ist wiederum definiert als das systematische Erfassen von Schmerz bezüglich seiner Charakteristika, der beeinflussenden Faktoren, der Auswirkungen sowie im Hinblick auf den Umgang mit Schmerz. Die Begrifflichkeit des systematischen Erfassens von Schmerzen verdeutlicht bereits, dass Kontinuität und Prozesshaftigkeit eine entscheidende Rolle für eine effektive Schmerztherapie bilden.

1.3.1 Schmerzersteinschätzung

Als initiale Schmerzeinschätzung oder auch Schmerzersteinschätzung werden schmerzbezogene Daten im Idealfall bei der Aufnahme eines Bewohners erstmalig erhoben, um von Beginn an eine ausreichende Versorgung möglicher und vorhandener Schmerzen zu gewährleisten. Entsprechend der obigen Definition erfolgt die Ersteinschätzung anhand bestimmter Hauptkriterien. Jedem Hauptkriterium sind wiederum Kriterien untergeordnet, die als Merkmalsausprägungen oder Dimensionen des Hauptkriteriums zu verstehen sind. So werden z. B. Lokalisation, Intensität, Qualität und zeitliche Dimension als Charakteristika des Schmerzes verstanden. Jedes untergeordnete Kriterium hat eine bestimmte Bedeutung im Rahmen der Schmerzersteinschätzung und gibt z. B. im Falle der Schmerzintensität Aufschluss darüber, dass eine Schmerzmedikation erforderlich ist oder ob eine Schmerztherapie erfolgreich war. Jede Merkmalsausprägung wird mittels einer bestimmten Methode erhoben. Dies kann mitunter eine einfache Frage sein, z. B. wo es schmerzt, oder aber mit geeigneten Instrumenten erfolgen, wie den Schmerzskalen zur Ermittlung der Schmerzintensität.

In Bezug auf die Schmerzerfassung bei chronischem Schmerzerleben gilt in erster Linie das Prinzip der Selbstauskunft vor der Fremdeinschätzung. In Situationen, in denen der Betroffene in seiner Selbstauskunft eingeschränkt ist, sollte laut des Expertenstandards (DNQP 2014, S. 95) in folgender Reigenfolge nach dem Vorliegen von Schmerzen gesucht werden:

1. Selbstauskunft
2. Pathologische Bedingungen oder Prozeduren, die als schmerzhaft bekannt sind
3. Mit Schmerz in Verbindung zu bringende Verhaltensweisen (Grimassieren, Unruhe, Vokalisieren)
4. Berichte von Schmerz durch Familienangehörige oder Pflegende
5. Physiologische Hinweise

Für die Nutzung von Schmerzassessments bei einem chronischen Schmerzerleben werden vom DNQP (2014, S. 95) folgende Vorgehensweisen empfohlen:

1. Einsatz eines multidimensionalen Instruments beim Erstkontakt.
2. Bei den Folgekontakten sollte der Betroffene das gleiche Assessmentinstrument nach Möglichkeit selbstständig vor dem Kontakt ausfüllen.
3. Bei bestimmten Schmerzarten (z. B. neuropathischen Schmerzen) sollten spezifische Instrumente eingesetzt werden.

Alle Hauptkriterien einer Schmerzersteinschätzung und ihre untergeordneten Kriterien sowie deren Bedeutung und die jeweiligen Erhebungsmethoden sind in Tabelle 2 dargestellt.

Hauptkriterien	Untergeordnete Kriterien	Bedeutung	Methode
Schmerzcharakteristika	Schmerzlokalisation	Gibt Aufschluss über Schmerzentstehung und verbessert den Informationsaustausch zwischen Betroffenen und Therapeuten/Pflegenden.	Betroffener zeigt selbst auf die schmerzende(n) Körperregion(en) oder er trägt diese in einer Körperskizze ein.
	Schmerzintensität	Grundlage für die Einleitung bzw. Anpassung einer Schmerztherapie; gibt Aufschluss über den Verlauf und den Therapieerfolg.	Betroffener sollte stets versuchen, den Schmerz in eigenen Worten zu beschreiben; erst bei Schwierigkeiten sollten Wörter vorgegeben werden (z. B. brennend, stechend, beißend, ziehend etc.).
	Schmerzqualität	Gibt Aufschluss über die Schmerzentstehung; wichtige Grundlage für die Auswahl der Schmerzmedikamente bzw. Co-Analgetika[1].	Betroffener sollte stets versuchen, den Schmerz in eigenen Worten zu beschreiben; erst bei Schwierigkeiten sollten Wörter vorgegeben werden (z. B. brennend, stechend, beißend, ziehend etc.).
	Zeitliche Dimensionen (erstes Auftreten, zeitlicher Verlauf und Rhythmus)	Ermöglicht Aussagen z. B. im Hinblick auf eine eventuelle Chronifizierung; bildet die Planungsgrundlage für medikamentöse und nicht-medikamentöse Schmerztherapie.	Dem Betroffenen werden konkrete Fragen zum erstmaligen Auftreten und dahingehend gestellt, wann im Laufe des Tages der Schmerz besser oder schlimmer ist, ob es Tage oder Zeitspannen mit besonders starken Schmerzen gibt.
Beeinflussende Faktoren	Schmerzauslösend und -verstärkend (z. B. Bewegungen, Berührungen, Stress etc.)	Entscheidend für die Pflegeplanung sowie den allgemeinen Umgang mit der betroffenen Person, da schmerzverstärkende Faktoren besser vermieden, bewährte Maßnahmen fortgeführt und Lösungsstrategien entwickelt werden können.	Betroffener wird konkret zu den Faktoren befragt, gegebenenfalls werden die Angehörigen bzw. Bezugspersonen einbezogen.

Tab. 2:
Kriterien der Schmerzersteinschätzung (Quelle: modifiziert nach DNQP 2011, S. 66 und Gehling & Tryba 2001, S. 568 f.)

23

Hauptkriterien	Untergeordnete Kriterien	Bedeutung	Methode
	Schmerz-lindernd, meist nicht-medikamentöse Maßnahmen (Wärme, Kälte, Bewegung, Lagerung etc.)	siehe unter »schmerz-auslösend«	siehe unter »schmerz-auslösend«
Auswirkungen	Auswirkungen auf Alltagsleben (Schlaf, Aktivität, soziale Kontakte)	Wichtig für die Pflegeplanung im Hinblick auf Unterstützungsmaßnahmen; Indikator für die Evaluation der Schmerztherapie; gibt Aufschluss über den Umgang mit Schmerz.	Betroffener wird zu möglichen alltagsbezogenen Auswirkungen befragt, gegebenenfalls werden die Angehörigen bzw. Bezugspersonen einbezogen.
	Begleitbeschwerden bzw. Nebenkennzeichen (z. B. Übelkeit)	Wichtig für die Pflegeplanung im Hinblick auf die Durchführung schmerzvorbeugender Maßnahmen.	Betroffener wird zu möglichen Begleitbeschwerden befragt, gegebenenfalls werden die Angehörigen bzw. Bezugspersonen einbezogen.
Umgang mit Schmerz	Medikamenteneinnahmeverhalten[2] (Regelmäßigkeit, Missbrauch, evtl. Entzugsbehandlungen)	Wichtig für die Pflegeplanung, da es eventuell Hinweise auf eine mögliche Chronifizierung gibt.	Betroffener wird zur Medikamenteneinnahme befragt, gegebenenfalls werden die Angehörigen bzw. Bezugspersonen einbezogen.
	Patientenkarriere[2] (Arztwechsel, schmerzbedingte Krankenhausaufenthalte und Operationen)	Wichtig für die Pflegeplanung, da sie eventuell Hinweise auf eine mögliche Chronifizierung gibt.	Betroffener wird zur Medikamenteneinnahme befragt, gegebenenfalls werden die Angehörigen bzw. Bezugspersonen einbezogen.

1 Medikamente wie z. B. Antidepressiva, die selbst analgesierende Wirkung haben oder die Wirkung von Analgetika potenzieren.

2 Diese Punkte erheben keinen Anspruch auf Vollständigkeit; die hier aufgeführten Beispiele dienen lediglich der Verdeutlichung des Umgangs mit Schmerz.

Als Instrumente der Schmerzersteinschätzung haben sich die deutschen Übersetzungen des Initial Pain Assessment Tool (McCaffery et al. 1997) und des Brief Pain Inventory (DNQP 2011, S. 66) sowie das strukturierte Schmerzinterview für geriatrische Patienten (Basler et al. 2001) als geeignet erwiesen. Letzteres kann auch bei älteren Menschen mit leichten kognitiven Störungen verwendet werden. Ein spezielles Ersteinschätzungsinstrument für demenziell erkrankte, kommunikationseingeschränkte Menschen existiert jedoch nicht.

Instrumente der Schmerzersteinschätzung

1.3.2 Einschätzung der Schmerzintensität

Die Schmerzintensität gilt als das wesentlichste Kriterium im Rahmen der Schmerzeinschätzung und macht einen Großteil des durch Schmerzen verursachten Leids aus. Diese Dimension dient, obschon sie den Schmerz nur reduziert wiedergibt, als maßgeblicher Ansatzpunkt zur Ermittlung eines Therapieanlasses sowie zur Beurteilung des Therapieerfolgs. Dabei kann mittels eindimensionaler Skalen der Schmerz in Zahlen übertragen werden.

Verwendung verschiedener Skalen

Für die Skalen gelten wie für alle Messinstrumente bzw. Tests zwei wesentliche Gütekriterien:

- Validität (Gültigkeit): Sie gibt an, wie gut der Test in der Lage ist, genau das zu messen, was er zu messen vorgibt (den Schmerz).
- Reliabilität (Zuverlässigkeit): Sie kennzeichnet den Grad der Genauigkeit, mit dem das Merkmal (hier Schmerzintensität) gemessen wird.

Neben einer hohen Validität und Reliabilität der Instrumente wird zudem ein großer Wert auf die leichte Verständlichkeit der Skalen gelegt. Nachfolgend werden die wichtigsten Skalen kurz dargestellt, wobei ihre Verwendbarkeit bei älteren Menschen sowie speziell älteren Menschen mit kognitiven Einschränkungen zu einem späteren Zeitpunkt geklärt werden (▶ Kap. 1.4.1.2):

- *Begriffsskala bzw. verbale Rating-Skala (VRS):* Ordinalskalierte, meist fünfstufige Skala, die auch als deskriptive Schmerzskala bezeichnet wird, da die Schmerzintensitätsstufen mit Adjektiven markiert sind. Die Befragung kann mündlich und schriftlich erfolgen. In der schriftlichen Version wird sie mitunter durch entsprechende grafische Elemente unterstützt.

Abb. 1:
Beispiel für eine
fünfstufige verbale
Rating-Skala

Kein Schmerz	Leichter Schmerz	Mittelstarker Schmerz	Starker Schmerz	Sehr starker Schmerz

- *Numerische Rating-Skala (NRS):* Meist in elf Stufen (0–10) eingeteilte Skala, an deren Enden »kein Schmerz« (0) bzw. »stärkster vorstellbarer Schmerz« (10) steht. Die Betroffenen werden gebeten, die Nummer zwischen 0 und 10 auszuwählen, die ihrem Schmerz entspricht. Neben der Version auf Papier werden mittlerweile Schmerzlineare eingesetzt, wo mittels eines Schiebers die Zahl eingestellt werden kann.

Abb. 2:
Beispiel für eine
numerische Skala

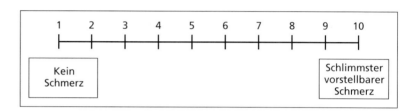

- *Visuelle Analogskala (VAS):* Eine meist 10 cm lange dicke Linie, an deren Enden ebenfalls die Bezeichnungen »kein Schmerz« bzw. »stärkster vorstellbarer Schmerz« stehen. Hierbei zeigt die Person auf der Linie den Punkt, der ihren aktuellen Schmerzzustand am besten beschreibt. Durch Abmessen per Lineal oder ebenfalls als Schiebervariante (Ermittlung des analogen Zahlenwerts) sind hier feinere Unterschiede in der Einschätzung aufzuspüren. In der vertikalen Darstellung (z. B. als so genanntes Schmerzthermometer) wird diese Skala mitunter besser verstanden als horizontal.

Abb. 3:
Beispiel für eine
visuelle Analogskala

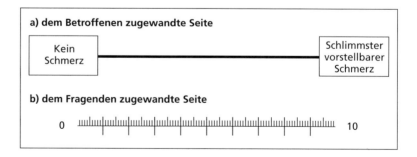

- *Gesichter-Rating-Skala (GRS):* Diese ursprünglich für die Pädiatrie entwickelte ordinalskalierte Skala (auch Wong-Baker Skala genannt)

verdeutlicht die Pole »kein Schmerz« und »stärkster vorstellbarer Schmerz« mittels eines lachenden und eines weinenden Gesichts. Dazwischen liegen vier bis sechs Abstufungen. Die Bilder werden teilweise mit entsprechenden Beschreibungen für die Abstufungen und/oder Zahlen analog zur numerischen Skala ergänzt.

   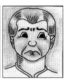 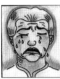

Abb. 4:
Beispiel für eine sechs-stufige Gesichter-Rating-Skala (Quelle: Bibiana Philipp)

Im Rahmen der Einschätzung der Schmerzintensität sollten stets Messungen in unterschiedlichen Situationen berücksichtigt werden, da Schmerzen häufiger bei Bewegung als in Ruhe auftreten und bei Belastungen stärker sind als in Ruhe. Folglich sind belastende Ereignisse im Tagesablauf eines Betroffenen, z. B. durch Mobilisation oder Körperpflege, für eine situationsbezogene Schmerzeinschätzung relevant.

1.3.3 Verlaufseinschätzung und Dokumentation

Da die Schmerztoleranz von Person zu Person unterschiedlich ist, können auch mittelstarke Schmerzen (NRS-Stufe 4) für den einen Betroffenen, insbesondere mit chronischem Schmerzerleben, akzeptabel sein und für einen anderen wiederum unerträglich; dies erhöht die Bedeutung der Schmerztoleranz für den Therapieeinstieg. Zwar wird bezüglich akuter Schmerzen empfohlen, spätestens ab einer NRS-Stufe > 3/10 in Ruhe und > 5/10 nach Bewegung/Mobilisation die Schmerztherapie einzuleiten bzw. eine bestehende Behandlung anzupassen, jedoch sollte die individuelle Festlegung der Grenzwerte unter Berücksichtigung dessen, was an Schmerzintensität akzeptabel ist, besonders bei persistierenden Schmerzen mit einfließen.

Empfehlungen zur Verlaufseinschätzung

Analog zur Wirkzeit der Medikamente wird eine erneute Schmerzeinschätzung 30 Minuten nach intravenösen und 60 Minuten nach oralen Gaben empfohlen. Im Hinblick auf persistierende Schmerzen sind regelmäßige Kontrollen bzw. Schmerzverlaufseinschätzungen sowie deren Dokumentation von hohem Stellenwert – sie dienen der Evaluation der Effizienz der Interventionen, auch in Bezug auf nichtmedikamentöse Maßnahmen. Es bleibt jedoch zu bedenken, dass vermehrte Messungen ohne eine eintretende Schmerzlinderung die Motivation und Compliance der betroffenen Person hemmen. Zudem können häufige Evaluationen im Rahmen der Behandlung von persistierenden Schmerzen eher kontraproduktiv sein, da sie eine Konzentration auf den Schmerz fördern und ablenkende Therapieformen ihre Wirksamkeit einbüßen.

Eine Verlaufseinschätzung kann in unterschiedlicher Form dokumentiert werden. So genannte Schmerztagebücher werden vor allem in der

Formen der Dokumentation

27

ambulanten Betreuung von Personen mit persistierenden Schmerzen genutzt. Neben einer Einschätzung der Schmerzintensität zu unterschiedlichen Tageszeiten werden hier z. B. die tatsächlich eingenommenen Medikamente (inkl. Bedarfsmedikation) und beeinflussende Faktoren (▶ Tab. 2) dokumentiert, um Aufschlüsse hinsichtlich der Effektivität der Schmerztherapie zu gewinnen. Eine weitere Dokumentationsform stellt ein Diagramm dar, wo ähnlich einer Fieberkurve die einzelnen Werte der Schmerzintensität eingetragen und anschließend mit einer Linie miteinander verbunden werden. Gerade bei längeren Verlaufseinschätzungen über Tage oder gar Wochen lässt sich die Entwicklung der Schmerzintensitäten damit gut darstellen.

1.4 Schmerzerfassung bei älteren, kognitiv eingeschränkten Menschen

1.4.1 Kognitive Einschränkungen als Hindernis bei der Schmerzerfassung

1.4.1.1 Allgemeine Hindernisse im Schmerzmanagement

Sinnvoll: Verwendung anderer Bezeichnungen für den Schmerz

Neben den Hindernissen, die eher im kognitiven Bereich liegen, resultieren aus den Schmerzerfahrungen der betroffenen Personen weitere Faktoren, welche eine effektive Schmerzeinschätzung und Schmerzbehandlung hemmen. Das Alter von 85 Jahren und mehr stellt einen statistisch signifikanten Indikator ($p < 0.001$) für verminderte Schmerzmittelgaben dar (Bernabei et al. 1998). In einer Studie von Pogatzki-Zahn (2011, zitiert nach DNQP, 2011, S. 4) wurde ermittelt, dass 58 % der an einer Demenz oder unter Verwirrtheitszuständen leidenden Menschen sowie Patienten im Wachkoma im Krankenhaus keine systematische Schmerzerfassung erhalten. Es wäre jedoch fehlleitend, die Unterversorgung darauf zurückzuführen, dass ältere Menschen aufgrund eines geringeren Schmerzempfindens wenig über Schmerzen berichten (▶ Kap. 1.2.1 und 1.2.2). So sind die Angst vor Medikamentenabhängigkeit oder deren Nebenwirkungen sowie die Assoziation, dass Schmerzen zum Alter dazugehören oder den Beginn einer schweren Krankheit signalisieren, häufige Gründe, weshalb Menschen keine Schmerzen angeben, Schmerzmittel nicht einfordern oder sie gar ablehnen. Zudem verwenden manche ältere Menschen den Begriff Schmerz nicht, so dass Worte wie Leiden, Qualen oder Druckgefühl bei einer Schmerzersteinschätzung ergänzend benutzt werden sollten, um die Schmerzproblematik aufzudecken. Die Vorbehalte sind durchaus nachzuvollziehen, sieht man die Ergebnisse einer Untersuchung im deutschsprachigen Raum von Schuler et al. (2004), wonach ein nicht unerheblicher Teil geriatrischer Patienten mit der Schmerzbehandlung in einer nicht operativen Abteilung sowie beim Hausarzt nicht zufrieden war.

Hindernisse sollten im Rahmen einer Schmerzersteinschätzung offen thematisiert werden, um ein Vertrauensverhältnis mit der betroffenen Person aufzubauen und einen komplikationsfreien Ablauf des Schmerz- managements von Beginn an zu gewährleisten. Einstiegsfragen bei einer Schmerzeinschätzung sollten sich eventuell nicht direkt auf den Schmerz beziehen. Sinnvolle Alternativen bieten Fragen mit anderen Bezeichnungen, z. B. »Tut es Ihnen irgendwo weh?«, »Quält Sie etwas?« oder »Drückt es irgendwo?«. Nicht zuletzt bietet die Frage nach Einschränkungen in be- stimmten Lebensbereichen (z. B. Schlafstörungen, Appetitlosigkeit, Lust- losigkeit, Bewegungsmangel etc.) gute Anknüpfungspunkte, um den Schmerz als Problem aufzuspüren.

1.4.1.2 Verwendbarkeit eindimensionaler Schmerzskalen bei kognitiv eingeschränkten Personen

Grundsätzlich sind alle eindimensionalen Skalen auch bei älteren Men- schen einsetzbar. Versuche zeigen jedoch, dass numerische Skalen teils zu komplex für ältere Menschen sind. Die verbale Rating-Skala sowie das Schmerzthermometer als vertikale Form der VRS werden bevorzugt emp- fohlen und eingesetzt. Zudem wird auf die alternative Nutzung einer Ge- sichter-Rating-Skala verwiesen, die eher reliabel ist bei denen, die Schwie- rigkeiten mit einer verbalen oder numerischen Skala haben. Nach der Entscheidung für eine Skala ist es wesentlich, im weiteren Verlauf stets das gleiche Instrument zu nutzen.

> Verbale Rating-Skala und Schmerzthermo- meter zu bevorzugen

Es erscheint jedoch eher fraglich, dass sich Schmerzskalen bei schwer kognitiv eingeschränkten Menschen noch verwenden lassen. Für die wei- teren Ausführungen sei vermerkt, dass in einer Vielzahl von Studien die Mini-Mental-State-Examination nach Folstein et al. (1975) zum Einsatz kommt, dem Goldstandard für das Screening kognitiver Defizite (DNQP 2011, S. 74). Während geistig rüstige Menschen höheren Alters im Mittel einen Punktwert von 28 erreichen (30 maximal möglich), werden die extremeren Abweichungen nach unten wie folgt interpretiert (Quelle: Arbeitsgruppe Geriatrisches Assessment 1997, S. 30 f.):

- 30 bis $\geq$ 24 Punkte: Es ist keine kognitive Einschränkung anzunehmen.
- $<$ 24 und $\geq$ 18 Punkte: Es kann eine leichte kognitive Einschränkung angenommen werden.
- $<$ 18 Punkte: Eine schwere bis schwerste kognitive Einschränkung ist wahrscheinlich.

Dabei liegt der Wert, der zwischen dem Vorliegen oder Nichtvorliegen einer Demenz unterscheidet, bei 23 oder 24 Punkten. Dieser Anhaltswert wird in Rahmen von Studien häufig zur Unterscheidung der Versuchsgruppen in »kognitiv eingeschränkt vs. nicht kognitiv eingeschränkt« oder »demen- ziell erkrankt vs. nicht demenziell erkrankt« verwendet.

Selbst Personen mit einer schweren kognitiven Einschränkung (MMSE < 11) waren zu einer Selbsteinschätzung mittels einer Gesichter-Rating-Skala, einer visuellen Analogskala oder einer verbalen Rating-Skala fähig, wobei sich die verbale Rating-Skala als die am ehesten geeignete herausstellte. Das strukturierte Schmerzinterview für geriatrische Patienten konnte im Rahmen einer Untersuchung noch bei mittelgradigen und leichten kognitiven Einschränkungen vollständig durchgeführt werden. Hier zeigte sich, dass ebenfalls die verbale Rating-Skala sowie das Schmerzthermometer als Instrumente zu bevorzugen sind. Generell wird in dieser vulnerablen Gruppe der Einsatz von Verbalen oder Gesichter-Rating-Skalen empfohlen. Abschließend seien die Ergebnisse einer weiteren Studie von Ferrell et al. (1995) hinzugezogen, wonach 83 % der Befragten (MMSE von 12 +/− 7.9) zumindest eine eindimensionale Skala erfolgreich nutzen konnten. Dies verdeutlicht die Notwendigkeit, zunächst Selbsteinschätzungsinstrumente zu benutzen und sorgfältig bei der Auswahl der Skala vorzugehen (DNQP 2014, S. 102–103). Des Weiteren wird an der verringerten Merkfähigkeit der kognitiv eingeschränkten Person deutlich, dass diese bessere Aussagen zu ihrer aktuellen Schmerzsituation machen können und daher kontinuierliche und regelmäßige Einschätzungen der Schmerzintensität erforderlich sind.

1.4.1.3 Selbsteinschätzung oder Fremdeinschätzung

Vorrang der Selbsteinschätzung

Für ältere Menschen und für kognitiv eingeschränkte Personen gilt, dass Selbstauskünfte zum Schmerz immer Vorrang haben und nicht in Frage zu stellen sind. McCaffery und Pasero (1999 in DNQP, 2004) weisen der Selbsteinschätzung in ihrer Hierarchisierung der Möglichkeiten zur Schmerzeinschätzung die erste Stelle zu. An zweiter Stelle folgen die pathologischen Zustände bzw. Prozeduren, die normalerweise Schmerzen verursachen, dann die Verhaltensmerkmale wie z. B. Mimik, schützende Körperbewegung oder Weinen. Die Schmerzeinschätzung durch Angehörige steht auf Platz vier vor der letzten Ebene, den physiologischen Messungen (z. B. Messen der Pulsfrequenz, des Blutdrucks etc.) (DNQP 2011, S. 74).

Betreuungskonstanz entscheidend für die Fremdeinschätzung

Eine Untersuchung von Schuler et al. (2001), inwiefern einzelne Berufsgruppen zur Schmerzerkennung beitragen sowie darüber, welche Gründe für Unterschiede in der Urteilssicherheit vorliegen, ergab, dass die Betreuungskonstanz als signifikant für eine richtige Auskunft über die Schmerzsituation geriatrischer Patienten zu bewerten ist. Dabei schnitten Altenpflegekräfte im Verhältnis zu Krankenpflegekräften besser ab, was mit einer häufigeren Zuständigkeit sowie möglicherweise damit zu begründen ist, dass die Beobachtung von Befindlichkeiten einen höheren Stellenwert im Rahmen der Altenpflegeausbildung hat. Zusammenfassend betrachtet wird die Urteilssicherheit von Pflegenden und behandelnden Ärzten jedoch eher als unbefriedigend bewertet. Gleichzeitig werden entsprechende Schulungsmaßnahmen, vor allem jedoch eine bessere Kommunikation der Schmerzsituation im Team gefordert. Es lässt sich vermuten, dass die zuvor beschriebene mangelnde Urteilssicherheit der Ärzte im Kontext von Pflegeheimen sogar noch weiter abnimmt, da eine Betreuungskonstanz in Form eines häufigen Kontakts zum Bewohner nicht gegeben ist.

Das Hinzuziehen der Angehörigen bei der Schmerzeinschätzung steht noch hinter der Beobachtung der Verhaltensmerkmale, doch die Angehörigen und betreuenden Personen werden im Rahmen der Schmerzerfassung bei Menschen mit kognitiven Beeinträchtigungen als wertvolle Ressource für das Schmerzmanagement erkannt. Angehörige erhalten gerade dadurch eine wichtige Rolle, dass sie um typische Muster und Ressourcen im Umgang mit Schmerz wissen, Verhaltensänderungen als Schmerzindikatoren wahrnehmen können und mitunter die Schmerztoleranz der betroffenen Person kennen.

1.4.2 Instrumente zur Fremdeinschätzung

1.4.2.1 Verhaltensänderungen als Schmerzindikatoren

Die Fremdeinschätzung hat somit trotz positiver Studienergebnisse zur Selbstauskunftsfähigkeit einen hohen Stellenwert, wenn Kommunikationseinschränkung oder gar Sprachunfähigkeit ein adäquates Schmerzmanagement bei kognitiv eingeschränkten Personen erschweren. Aus der Schmerzverarbeitung heraus entsteht ein so genanntes Schmerzverhalten, wozu verbale und nonverbale Mitteilungen, Körperhaltungen und Gesten sowie Funktionseinschränkungen und Behinderungen gehören. Schmerzverhalten bzw. Verhaltensänderungen, welche auf Schmerzen hindeuten, sind beobachtbar und können interpretiert werden; hiernach bemisst sich die eigentliche Fremdeinschätzung des Beobachters im Hinblick auf die Schmerzen der betroffenen Person. Bis Mitte der neunziger Jahre waren nur unzureichende Studienergebnisse zu Verhaltensindikatoren vorhanden, deren Beobachtung eindeutig auf Schmerzen schließen lässt. Mittlerweile lassen sich basierend auf den Richtlinien zum Schmerzmanagement bei älteren Menschen (American Geriatrics Society) sowie den Ergebnissen aus dem Expertenstandard Schmerzmanagement in der Pflege unterschiedliche Verhaltensänderungen zusammenfassen, die als Schmerzindikatoren mehrheitlich festgestellt wurden. Tabelle 3 zeigt die Schmerzindikatorengruppen sowie entsprechende Schmerzindikatoren, die als Merkmalsausprägungen oder Dimensionen der Indikatorengruppe zu verstehen sind. So stellen z. B. »die Stirn runzeln«, »ein trauriges, ängstliches Gesicht machen« oder »Grimassen schneiden« die Indikatoren aus der Gruppe »Gesichtsausdruck« dar.

Am Beispiel einer Studie von Davies et al. (2004) wird jedoch deutlich, dass eindeutige Zusammenhänge zwischen Verhaltensänderungen und Schmerzen noch immer nicht nachzuweisen sind, dass Schmerzeinschätzungen meist auf dem intuitiven Wissen der Pflegekräfte beruhen und dass weitere Untersuchungen in diesem Bereich unerlässlich sind. Doch im Rahmen einer veröffentlichten Befragung von Pflegeexperten wurden mit 99 %iger Übereinstimmung zumindest drei der Schmerzindikatorengruppen

Geeignet: Gesichtsausdruck, Lautbildung, Körperbewegung/-haltung

als am ehesten geeignet erachtet, um die Schmerzen bei nicht kommunikationsfähigen Menschen zu erfassen: der Gesichtsausdruck, die Lautbildung sowie die Körperbewegung und -haltung (Molony et al. 2005). Zudem sind die Beobachtungen verhaltensbezogener Schmerzindikatoren eine logische Konsequenz dessen, dass demenziell erkrankte Personen mitunter nicht in der Lage sind, ihre Schmerzen verbal zu kommunizieren. Solche Ergebnisse verdeutlichen die Relevanz pflegerischer Beobachtungen zu Zusammenhängen zwischen Verhaltensänderungen und Schmerzen. Zudem zeigen sie den Bedarf an entsprechenden Instrumenten, welche die Beobachtungen strukturieren und eine systematische Erfassung ermöglichen.

Tab. 3:
Verhaltensbezogene Schmerzindikatoren (Quelle: AGS 2002, S. s211; DNQP 2004, S. 58 f.)

Indikatorengruppe	Indikatoren
Gesichtsausdruck	• Stirn runzeln • trauriges, ängstliches Gesicht • Grimassen schneiden, Gesicht verziehen • geschlossene oder zugekniffene Augen • schnelles Augenblinzeln
Sprache/Lautbildung	• verbale Ausbrüche und Fluchen • um Hilfe bitten • Seufzen, Stöhnen • Jammern, Weinen • Brummeln, Schreien • lautes Atmen
Körperbewegung/-haltung	• Steifheit, angespannte Körperhaltung, Schonhaltung • körperlich unruhig, agitiert/zappelig • bestimmte Körperteile reiben/festhalten • schaukeln/vor und zurück wippen
Zwischenmenschlicher Kontakt (Interaktion)	• Aggressivität, Reizbarkeit • Pflege ablehnen • sich (sozial) zurückziehen • Depression
Lebensaktivitäten	• Appetitlosigkeit/Nahrungsverweigerung • veränderter Schlafrhythmus • mehr gehen als sonst • Beweglichkeit verändert/eingeschränkt
Geisteszustand	• erhöhte Verwirrtheit • Schreien oder Weinen • streitlustig, Schlagen und/oder Schubsen
Physische Anzeichen[1]	• erhöhter Muskeltonus • veränderte Atmung (z. B. kurzatmig) • erhöhte Pulsfrequenz/erhöhter Blutdruck

1 Nicht als verhaltensbezogener Schmerzindikator bzw. als Schmerzverhalten aufgeführt, jedoch als allgemeiner Schmerzindikator benannt. Die Begriffe Schmerzverhalten und verhaltensbezogene Schmerzindikatoren werden in diesem Zusammenhang synonym verwendet.

1.4.2.2 Vorstellung unterschiedlicher Instrumente

Basierend auf den Studien zur Beobachtung von Verhaltensänderungen als Schmerzindikatoren gab es bereits Anfang der neunziger Jahre verschiedene Bestrebungen zur Entwicklung geeigneter Erfassungsinstrumente. Nachfolgend sind die Instrumente aufgeführt, die von den Autoren zur Analyse hinzugezogen wurden, bevor sie sich für ein valides und anwenderfreundliches Instrument entschieden. Diese Instrumente wurden im Rahmen von Reviews und Übersichtsarbeiten mehrheitlich erwähnt. Dabei wird häufig auf die Schmerzindikatorengruppen der American Geriatrics Society Bezug genommen, da deren Berücksichtigung als wichtiges Evaluationskriterium zur Beurteilung der Instrumentenqualität dient.

> Bezug häufig auf die Schmerzindikatorengruppe der American Geriatrics Society

Im englischsprachigen Raum erschien zunächst die *Discomfort Scale Dementia of the Alzheimer's type (DS-DAT)*. Diese hatte ursprünglich zum Ziel, Miss- und Unbehagen (im Sinne von Beschwerden) bei Alzheimerkranken zu erfassen, die ihre kognitiven Leistungen und die Fähigkeit, verbal zu kommunizieren, verloren haben.

Mitte der neunziger Jahre wurde die *Checklist of Nonverbal Pain Indicators (CNPI)* entwickelt. Dieses Instrument beurteilt das Auftreten von sechs verhaltensbezogenen Schmerzindikatoren (gleiche Gruppen wie die DS-DAT) im Ruhezustand und bei Bewegungen.

Das *Face, Legs, Activity, Cry and Consolability Pain Assessment Tool (FLACC)* wurde ursprünglich zur Ermittlung der Stärke postoperativer Schmerzen bei Kindern entwickelt. Zu einem späteren Zeitpunkt wurde versucht, dies auf die Schmerzeinschätzung bei älteren Menschen mit kognitiven Einschränkungen zu übertragen.

Das *Assessment of Discomfort in Dementia Protocol (ADD)* wurde Ende der neunziger Jahre entwickelt und seither mehrmals überarbeitet. Es ist kein klassisches Instrument zur Schmerzeinschätzung, sondern als ein Behandlungsplan für körperliche und emotionale Beschwerden bei Demenzkranken zu verstehen.

Das *Non-Communicative Patient's Pain Assessment Instrument (NOPPAIN)* geht in seiner Erfassung der Schmerzen multidimensional vor, da es neben schmerzbezogenen Verhaltensweisen auch die Pflegesituationen, in denen Schmerzen beobachtet werden (Körperpflege, Mobilisation, Mahlzeiten), die Schmerzlokalisation (Körperschema) sowie eine Einschätzung anhand des Schmerzthermometers aufgreift.

Das *Pain Assessment for the Dementing Elderly (PADE)* gliedert sich in drei Teile, wobei der erste sich auf insgesamt fünf der Schmerzindikatorengruppen bezieht. Den zweiten Teil bildet eine globale Frage, bei deren Beantwortung die Pflegekraft die Schmerzintensität bei der betroffenen Person einstufen soll. Zehn Fragen zu den Aktivitäten des täglichen Lebens runden diesen 24 Items umfassenden Bogen ab.

Das *Pain Assessment in Advanced Dementia (PAINAD)* ist eine Skala, die zur gleichen Zeit wie PADE veröffentlicht wurde und auf den Instrumenten FLACC und DS-DAT basiert (siehe oben). Hier werden drei der Schmerzindikatorengruppen aufgegriffen und hinsichtlich ihrer Ausprägungsstärke mit null, eins oder zwei bewertet. Die PAINAD-Skala wurde im Jahre 2004 erstmals in deutscher Sprache veröffentlicht. Die deutsche Übersetzung, die den Titel BESD-Skala (Beurteilung von Schmerzen bei Demenz) trägt, wurde an 99 Bewohnern mit einem Durchschnittsalter von 84 Jahren evaluiert, die aus acht Pflegeeinrichtungen stammen (Arbeitskreis Schmerz und Alter der Deutschen Schmerzgesellschaft e. V. 2013, S. 3). Die Autoren beschreiben die Reliabilität des Instruments als gut. Als Hinweis auf Validität wird die Tatsache gewertet, dass die BESD-Werte von Personen, die akut unter Schmerzen leiden, einen signifikanten Unterschied zu denen von Personen ohne Schmerzen aufweisen. Zudem verringert sich das Schmerzverhalten, das mit BESD erfasst wird, wenn Schmerzmedikamente gegeben werden (Schuler et al. 2007). Die Autoren berichten von einer guten Akzeptanz auf Seiten der Anwender. Davon ausgehend wird der Einsatz in der Versorgungspraxis empfohlen. Von einem Forschungsanwendungsprojekt in der Schweiz (Lagger et al. 2008) werden ebenfalls positive Erfahrungen mit der BESD-Skala berichtet. Das Instrument eignet sich zur Erfassung der Schmerzen bei Patienten mit schweren kognitiven Beeinträchtigungen und wird in Kombination mit einem Qualitätsstandard zur Anwendung empfohlen. Zur Interpretation der BESD-Werte liegen unterschiedliche Studienergebnisse vor, ab wann von Schmerzen ausgegangen werden kann. So beschreiben z. B. Zwakhalen et al. (2012) einen Grenzwert von zwei und höher, Lukas et al. (2013) hingegen nennen hierzu einen BESD-Wert ab vier. Die BESD-Skala und die zugehörige Anleitung stehen auf der Homepage der Deutschen Schmerzgesellschaft e. V. zum Download zur Verfügung (www. dgss.org → Arbeitskreis Schmerz und Alter).

Bei der Entwicklung der *Pain Assessment Scale for Seniors with Severe Dementia (PACSLAC)* wurde nochmals grundlegend mit Hilfe von Befragungen und Fallbesprechungen auf das Wissen von Pflegekräften zurückgegriffen, um letztlich ein Instrument mit vier Subskalen zu entwerfen.

Die Entwicklung der *Abbey Pain Scale (ABBEY)* – benannt nach ihrer Hauptautorin – erfolgte unter Beteiligung von Gerontologie- und Schmerzexperten, wobei großer Wert darauf gelegt wurde, eine einfache Skala zu konzipieren. Es wurden alle Schmerzindikatorengruppen sowie die physischen Schmerzindikatoren berücksichtigt.

In französischer Sprache erschienen Anfang der neunziger Jahre ebenfalls zwei Instrumente, die sich in ihrer Konzeption sehr ähneln. Die *Doloplus2-Skala (DOLOPLUS 2)* wurde wie FLACC auf der Basis eines Instruments entwickelt, das zur Schmerzerfassung bei Kindern diente. Die Unterteilung der insgesamt 10 Items in drei Subskalen (somatische, psychomotorische, psychsoziale) ermöglicht eine multidimensionale Betrachtung. Auf Initiative eines Arztes in der Schweiz wurde die französische Version ins Deutsche übersetzt und veröffentlicht.

Die *Echelle comportementale de la douleur pour personnes âgées non communicantes (ECPA)*wurde etwa zur gleichen Zeit wie die erste Version von DOLOPLUS veröffentlicht und wird als ein valides Instrument zur

Einstufung des Schmerzempfindens bei kommunikationseingeschränkten (nicht komatösen) Personen beschrieben. In der grundlegenden Konzeption unterteilt sich ECPA in die drei Dimensionen Beobachtungen außerhalb der Pflege, Beobachtungen während der Pflege sowie Auswirkungen auf Aktivitäten. Elf auf die Dimensionen verteilte Items werden in ihrer Ausprägung zwischen null und vier bewertet. Der Gesamtscore ergibt Werte von 0, was keinem Schmerz entspricht, bis 44, was den stärksten Schmerz widerspiegelt. Die Validität des Instruments wurde aufgrund unzureichender Daten und geringer Fallzahlen kritisiert. Die Autoren betonen jedoch, dass die langjährigen Erfahrungen mit dem Instrument seine Anwendbarkeit in der täglichen Praxis gezeigt haben und Verbesserungen an ihm vorgenommen wurden. Im Jahre 2001 veröffentlichten Morello et al. eine Version mit acht Items unter dem Namen *Elderly Pain Caring Assessment*, die 2007 nochmals als ECPA-2 in französischer Sprache evaluiert wurde. In deutscher Sprache wurde ECPA bereits getestet, zunächst jedoch nur mit elf Items publiziert (u. a. Kunz 2000, 2001). Seit mehreren Jahren sind deutschsprachige Versionen mit acht Items verfügbar (Fischer 2005, 2007), bei denen die Dimension mit den Auswirkungen auf die Aktivitäten entfällt. Damit wurden Probleme gelöst, die sich bei kommunikationsunfähigen Personen gezeigt hatten. Das Bewertungssystem gleicht dem mit 11 Items, entsprechend sind maximal 32 Punkte möglich. Im Unterschied zur BESD-Skala werden verhaltensbezogene Schmerzindikatoren aus den Bereichen »Körperbewegung/-haltung« und »Zwischenmenschlicher Kontakt (Interaktion)« berücksichtigt. Die deutsche Übersetzung mit dem Titel BISAD (Beobachtungsinstrument für das Schmerzassessment bei alten Menschen mit Demenz) wurde in einer Studie von Fischer (2012) an 149 schwer- und schwerstbetroffenen Personen aus 27 Heimen getestet. Die BISAD-Skala findet bei den Anwendern eine gute Akzeptanz. Aus Sicht des Autors ist die Skala als Hilfsmittel bei der Schmerzeinschätzung geeignet, muss jedoch noch weiter entwickelt werden. Es ist nach den ersten Ergebnissen anzunehmen, dass BISAD über Konstruktvalidität verfügt, es sind jedoch weitere Studien erforderlich. BISAD ist in Deutschland zunehmend verbreitet und wird im Expertenstandard empfohlen (DNQP 2014, S. 103). Die Skala ist auf der Homepage der Deutschen Schmerzgesellschaft e. V. als Download verfügbar (www.dgss.org → Arbeitskreis Schmerz und Alter).

Da das zugrunde liegende Projekt für dieses Buch zur Implementierung eines Schmerzerfassungsinstruments für demenziell erkrankte Menschen in einem Altenpflegeheim 2005 auf der Grundlage des ECPA-Bogens durchgeführt wurde, bezieht sich die Umsetzung der Implementierung auf den ECPA-Bogen in seiner aktuellsten Form. Die Schulungseinheiten können jedoch ebenso auf das Instrument BISAD übertragen werden.

Nähere Informationen zu den oben genannten und weiteren Instrumenten finden sich in der online geführten Übersicht von Herr et al. (2008) sowie in den Übersichtsarbeiten z. B. von Hadjistavropoulos (2005), Herr et al. (2006) und Stolee et al. (2005).

Mangelnde Genauig-
keit der Schmerzerfas-
sungsinstrumente

Aufgrund der Einschränkungen bei den Gütekriterien der Instrumente erscheint ihr Einsatz zunächst fraglich. Doch die Erfassung von Schmerzen bei demenziell erkrankten, kommunikationseingeschränkten Menschen kann und darf keinesfalls aufgrund solcher Hindernisse vernachlässigt werden. Neben einer Erhebung der tatsächlichen Schmerzintensität geht es bei der vulnerablen Personengruppe vor allem um das grundsätzliche Aufdecken von Schmerzproblemen und die Qualifizierung von Pflegekräften, Schmerzen über eine systematischere Verhaltensbeobachtung zu beurteilen. Erhöhte Gesamtpunktzahlen sollten nicht als absolutes Maß des Schmerzes gewertet werden, sondern vielmehr einer vertieften Auseinandersetzung mit möglichen Schmerzen dienen. Neben Validität und Reliabilität sollten sich Fremdeinschätzungsinstrumente zusätzlich dadurch auszeichnen, dass sie solche Prozesse im Rahmen der täglichen Arbeit unterstützen.

1.4.2.3 Umsetzbarkeit der Fremdeinschätzungsinstrumente

Differenzierte Analyse
erforderlich

Nach Stolee et al. (2005) wurde die Überprüfung von Durchführbarkeit und Nutzbarkeit der Skalen im stationären Alltag bei vielen vorgestellten Studien stark vernachlässigt. Im Review nach Herr et al. (2004) wurden hingegen Aspekte zur Handhabung der Instrumente sowie zur Durchführbarkeit meist gut bewertet. Diese Diskrepanz verdeutlicht, dass eine differenzierte Analyse dieser beiden Übersichtsarbeiten und der weiteren, dort nicht behandelten Skalen erforderlich ist, die eine Beurteilung aller vorgestellten Skalen hinsichtlich ihrer Umsetzbarkeit erleichtern soll.

Für das Projekt, das diesem Buch zugrunde liegt, wurden daher die ausführlichen Bewertungen und Kommentare nochmals analysiert und gemäß den Subbewertungskriterien nach Herr et al. (2004) sowie den Aspekten »Nachweise für Ausfüllzeiten« und »Hinweise zur erforderlichen Qualifikation und Schulung« aufgeschlüsselt.

Fehlende Nachweise zu
Ausfüllzeiten

Es zeigt sich, dass sämtliche Angaben zu einer zeitschonenden Anwendung der Instrumente mit Vorsicht zu werten sind, da in keiner der Veröffentlichungen genaue Angaben zur Erfassung von Ausfüllzeiten gemacht werden. Obgleich eine multidimensionale Betrachtung als wünschenswert gilt, lassen teils hohe Itemzahlen und zu differenzierte Betrachtungsweisen eher auf eine umständliche Anwendung schließen – Transparenz hinsichtlich des Zeitaufwands könnte etwaige Vorurteile mindern. Einige Instrumente mögen aufgrund ihrer augenscheinlichen »Kürze« überzeugen, Nachweise sind dennoch erforderlich. Angaben zum Ausfüllen sowie zur Bewertung sind bei den meisten Instrumenten in ausreichender oder exakter Form vorhanden. Hinweise zur Interpretation der gewonnenen Daten werden jedoch fast überall als unbefriedigend oder fehlend eingestuft. Die Studien geben zwar Hinweise, wer beim Test beteiligt war, Empfehlungen hinsichtlich der notwendigen Qualifikation werden jedoch nur in einem Fall gemacht. Bei keinem Instrument erfolgen Hinweise oder Empfehlungen hinsichtlich Art und Umfang von Schulungen.

1.4.2.4 Schulung des Personals zur Schmerzerfassung

Pflegekräfte nehmen aufgrund ihrer Nähe und ihres häufigen Kontakts zum Patienten oder Bewohner eine Schlüsselrolle ein. Um jedoch ein erfolgreiches Schmerzmanagement zu gewährleisten, sind gezielte Schulungen und Anleitungen hinsichtlich der Schmerzerfassung zwingend erforderlich. Wichtig ist zudem eine handlungsorientierte Auseinandersetzung mit Messinstrumenten im Vorfeld, um Fehler bei der Anwendung zu vermeiden.

Qualitätsmangel der Studien: Fehlen konkreter Angaben zu Schulungen

Alle beschriebenen Instrumente lassen in ihren Veröffentlichungen konkrete Angaben zur Nutzerschulung vermissen, meist wird die so genannte Beobachterschulung im Studiendesign gar nicht erwähnt. Dies kann durchaus als Qualitätsmangel der Studien gewertet werden, denn ein mangelhaftes Beobachtertraining hat eine oft unterschätzte Relevanz für die Validität und die Reliabilität des Beobachterplans.

Nur in einem Fall wurde die Konzeption eines Trainingsprogramms sowie ein zweistündiges Curriculum erwähnt, mit deren Hilfe die Pflegekräfte auf die Anwendung vorbereitet wurden. Basler et al. (2006) schreiben, dass die an der Studie teilnehmenden Pflegekräfte in der Anwendung des Beobachtungsbogens geschult und Informationen zum Studienplan erhielten. Eine Konkretisierung der Inhalte und Gestaltung solcher Schulungen fehlt jedoch gänzlich.

Es ergibt sich die Frage, was bei der Einführung eines Schmerzerfassungsinstruments im Hinblick auf die Schulung zu beachten ist, da diese einen wesentlichen und entscheidenden Anteil der Einführung ausmacht. Der Fokus dieser Frage liegt nicht auf den Inhalten, sondern vielmehr auf der strukturellen und methodischen Gestaltung, der zeitlichen Planung sowie der Verknüpfung theoretischer und praktischer Komponenten.

Fehlen von Erfahrungsberichten zu Schulungen

Es liegen keine Erfahrungsberichte oder Ähnliches vor, die näheren Aufschluss über eine Schulung zur Einführung von Schmerzerfassungsinstrumenten geben könnten, auch nicht in aktuelleren Veröffentlichungen zu Modellprojekten, bei denen der Expertenstandard Schmerzmanagement in der Pflege in Einrichtungen erprobt und implementiert wurde. Auch die englischsprachige Literatur, die für dieses Buch verwendet wurde, der Expertenstandard selbst sowie die verschiedenen Fachbücher liefern keine verwertbaren Ergebnisse. Lediglich ein Artikel enthielt strategische und methodische Empfehlungen aus Sicht von Pflegeexperten, die in der Konzeption der Schulungen berücksichtigt sind.

Diese Ausführungen verdeutlichen, dass Einrichtungen, die eine Einführung von Schmerzerfassungsinstrumenten planen, bislang kaum auf Erfahrungen und Grundlagen zurückgreifen können, wie diese gestaltet und die Mitarbeiter gezielt auf die Anwendung der Instrumente vorbereitet werden können. Eine reine Vermittlung von Inhalten, z.B. als Kurzeinweisung, ist nicht ausreichend, um Pflegekräfte zu einer systematischen Schmerzerfassung bei der hier thematisierten Bewohnergruppe zu befähigen. Stattdessen müssen geeignete Verfahrensweisen entwickelt werden, die unter Berücksichtigung des Instruments, der Anwender und der institutionellen Bedingungen eine erfolgreiche Einführung von Schmerzerfassungsinstrumenten ermöglichen.

2 Zentrale Aufgaben bei der Implementierung eines Schmerzassessments

2.1 Entwicklung eines systematischen Schmerzassessments

Grundlage der Einführung von Schmerzerfassungsinstrumenten bildet eine vorab getroffene Auswahl der zu verwendenden Instrumente. Entsprechend der Definition des Schmerzmanagements, welche die systematische Schmerzerkennung und -einschätzung voranstellt, müssen geeignete Instrumente zur Schmerzersteinschätzung sowie zur kontinuierlichen Schmerzerfassung bei demenziell erkrankten, kommunikationseingeschränkten Menschen zusammengestellt werden. Zusammengenommen bilden beide Instrumente das so genannte *Schmerzassessment*. Das Assessment – im Deutschen als Informationssammlung bezeichnet – steht am Anfang des Pflegeprozesses und basiert unter anderem auf zwei wichtigen Elementen:

* der Pflegeanamnese, die sich aus einer biografischen und medizinischen Anamnese heraus entwickelt und der Sammlung von Fakten für die individuelle Pflege dient;
* der Beobachtung als systematisches und zielgerichtetes Wahrnehmen von Zeichen, die von dem Bewohner oder Patienten sowie dessen Angehörigen ausgehen, sowie deren Selektion und Interpretation im Hinblick auf die individuelle Pflege.

Für die schmerzbezogene Pflegeanamnese ist ein adäquater Schmerzersteinschätzungsbogen zu konzipieren und für die kontinuierliche Schmerzerfassung ein geeignetes Instrument aus der Literatur auszuwählen. Für beide gilt, dass die aktuellen Anforderungen und Erkenntnisse, die im Hinblick auf die Schmerzerfassung bei der vulnerablen Bewohnergruppe relevant sind, verarbeitet werden sollen:

* Berücksichtigung der Kriterien für die Schmerzersteinschätzung,
* Vorrang der Selbsteinschätzung,
* Berücksichtigung verhaltensbezogener Schmerzindikatoren.

2.2 Einführung des systematischen Schmerzassessments

Die Einführung des Schmerzassessments stellt eine besondere Herausforderung für die Führungskräfte dar, muss es doch in die Arbeitsabläufe kontinuierlich integriert werden. Des Weiteren bedarf es einer Information der beteiligten Haus- und Fachärzte über das in Zukunft implementierte Schmerzassessment für die betreffende Bewohnergruppe. Da einigen Medizinern die Instrumente nicht differenziert bekannt sind, müssen die Führungskräfte neben einer gezielten Aufklärung aller Mitarbeiter auch ein kontinuierliches Informationsmanagement im Hinblick auf die Ärzte betreiben, um sie für die Arbeit mit dem Schmerzassessment zu gewinnen und um ihnen den Anspruch an ein fundiertes Schmerzmanagement transparent zu machen. Den Hauptteil der Einführung bildet eine Schulung der Pflegekräfte für den Einsatz des entwickelten Schmerzassessments. Zur Überprüfung der Umsetzung der Instrumente in die Arbeitsabläufe bieten sich abschließend zwei übergeordnete Evaluationen an, die im engen Zusammenhang mit der Einführung und der Schulung stehen:

Aufgaben der Führungskräfte

- die Überprüfung der Sensibilisierung der Pflegekräfte für die systematische Schmerzerfassung bei demenziell erkrankten, kommunikationseingeschränkten Menschen sowie im Besonderen für die Zusammenhänge zwischen Verhaltensänderungen und Schmerzen,
- die Beurteilung der Praktikabilität des Schmerzassessments.

2.2.1 Schulung der Pflegekräfte für die Einführung des Schmerzassessments

Den Schwerpunkt der Einführung bildet die Entwicklung eines adäquaten Schulungsverfahrens, das sowohl theoretische Anteile zum Verständnis des Schmerzassessments als auch seine praktische Anwendung enthält. Grundsätzlich sehen die Autoren eine Einweisung in die Nutzung der Instrumente nicht als problematisch an, sofern entsprechende Beschreibungen zu den Instrumenten vorhanden sind. Erfahrungen zur Strukturierung und Methodik von Schulungsseminaren oder Praxisphasen wurden bisher in der Literatur gar nicht oder nur oberflächlich beschrieben. Aus einer Befragung von Pflegeexperten können folgende Empfehlungen herausgefiltert werden, die bei dieser Schulung der Pflegekräfte berücksichtigt werden sollten (modifiziert nach Molony et al. 2005):

Anforderungen an die Schulung

- Durchführung von Basisseminaren zur Nutzung der Schmerzerfassungsinstrumente (struktureller Aspekt),
- Bearbeitung von Fallbeispielen zur ersten Auseinandersetzung mit dem Schmerzassessment (methodischer Aspekt),

- Praxiseinsatz des Schmerzassessments als Training-on-the-job unter der Begleitung von Experten (struktureller Aspekt).

Neben den zuvor genannten Anforderungen sollten folgende grundlegende Elemente zur Entwicklung des Schulungskonzepts berücksichtigt, verdeutlicht und entwickelt werden:

- Begründungszusammenhang der Schulung (Übertragung von Aspekten der allgemeinen Pädagogik, Erwachsenenbildung und Pflegewissenschaft auf die Schulung),
- Konkretisierung des Ablaufs der Schulung (Bedingungsanalyse der Teilnehmer und der zu beobachtenden Bewohner, Darstellung der Seminare inklusive der Artikulationsschemata und zugehöriger Begründung der didaktischen Ansätze, Ablauf der Praxisphasen, Schulungsunterlagen),
- Evaluation der Seminare und Praxisphasen,
- Gesamtbewertung der Schulung.

2.2.2 Sensibilisierung der Pflegekräfte

Praktische Erfahrungen haben gezeigt, dass der Einsatz spezieller Instrumente die Pflegekräfte für eine systematische Schmerzerfassung bei demenziell erkrankten, kommunikationseingeschränkten Menschen sowie im Besonderen für die Zusammenhänge zwischen Verhaltensänderungen und Schmerzen sensibilisiert. Eine Kombination aus theoretischer und praktischer Schulung ist für die professionelle Handhabung dringend erforderlich. Vor dem Hintergrund der Unterversorgung von Schmerzen bei kognitiv eingeschränkten Menschen bildet die Sensibilisierung der Pflegekräfte ein primäres Ziel der Einführung eines Schmerzassessments, das es durch die Seminare und ein Training-on-the-job unter Beteiligung von Experten in Form eines fundiertes Theorie-Praxis-Transfers zu unterstützen gilt. Mit Hilfe von geeigneten Verfahren sollte der Sensibilisierungseffekt bei den Pflegekräften evaluiert werden.

2.2.3 Praktikabilität des Schmerzassessments

Praktikabilität als Gütekriterium

In der Weiterbildung »Palliative Geriatrie«, bei der die Teilnehmer die deutschsprachigen Versionen der Schmerzerfassungsinstrumente DOLO-PLUS 2 und ECPA im Rahmen von Praxisaufträgen erprobten, wurden beide Instrumente von ca. 20 Personen als praxistauglich beurteilt. Auch bei vielen der vorgestellten Instrumente zur Schmerzerfassung bei kognitiv eingeschränkten Personen (▶ Kap. 1.4.2.2) wurde deren Verständlichkeit von den jeweiligen Autoren als gut beschrieben und die Ausfülldauer als gering eingestuft. Nachweise gibt es für diese Aussagen allerdings nicht und grundsätzlich bleibt die Umsetzung in die Praxis unterbeleuchtet.

Es wird die dringende Notwendigkeit gesehen, Instrumente im Hinblick auf ihre Umsetzbarkeit in die Praxis zu überprüfen. Häufig verwendete Ausdrücke wie Praxistauglichkeit, Durchführbarkeit und Nutzbarkeit im stationären Alltag werden hier unter dem Begriff Praktikabilität zusammengefasst. Praktikabilität wird dabei als ein wichtiges Gütekriterium für die Umsetzbarkeit von Messinstrumenten gesehen, das es jedoch noch genauer zu definieren gilt. Daher sollte der Begriff Praktikabilität zunächst operationalisiert werden, also entsprechende Indikatoren für dessen Vorliegen erarbeitet werden. Anschließend sind indikatorenbezogene Daten und Informationen begleitend zum Einsatz des Schmerzassessments zu sammeln: Diese sollen eine Evaluation der Umsetzbarkeit des Schmerzassessments über das Konstrukt Praktikabilität ermöglichen.

3 Entwicklung des systematischen Schmerzassessments

3.1 Schmerzersteinschätzungsbogen

Bewohnerbezogene Stammdaten, Selbsteinschätzung und Fremdeinschätzung

Der beispielhaft vorgestellte, von den Autoren konzipierte *Schmerzersteinschätzungsbogen* gliedert sich in vier Teilbereiche mit jeweils mehreren Items bzw. Fragen. Dabei wird grundlegend zwischen den bewohnerbezogenen Stammdaten, der Selbsteinschätzung und der Fremdeinschätzung unterschieden. Die Fremdeinschätzung erfolgt aus den Perspektiven der Bezugspflegekraft und der Bezugsperson. Die Schmerzersteinschätzung wird durch so genannte *Hinweise zur Handhabung* ergänzt, welche die Nutzung des Instruments erleichtern sollen. Der komplette Bogen setzt sich aus den Abbildungen 5–8 zusammen.

3.1.1 Stammdaten

Auch Angabe von Diagnosen und Medikation

Entsprechend allgemein bekannter Maßnahmen zur Qualitätssicherung im Informationswesen werden zu Beginn der Stammdaten das Datum der Einschätzung, der Bewohnername, sein Geburtsdatum sowie Wohnbereich und Zimmernummer erfasst.

Mit der Integration von Diagnosen und derzeitiger Medikation in den Bogen wird die Absicht verfolgt, Informationen zu möglichen Ursachen der Schmerzen mit aufzunehmen und den derzeitigen Stand der medikamentösen Therapie darzustellen. Neben der Schmerzmedikation sollen die Angaben weiterer Medikamente eine schnelle Herleitung von Nebenwirkungen erleichtern (z. B. bei Psychopharmaka).

Die namentliche Erfassung von Bezugspflegekraft und Bezugsperson wird dahingehend begründet, dass die ausfüllenden Personen und die Herkunft der Informationen nachvollziehbar sein müssen. Unter Bezugspflegekraft wird die ausfüllende Pflegekraft verstanden, die für die gesamte Schmerzersteinschätzung verantwortlich ist. Die Bezeichnung Bezugsperson erscheint als geeignet, da ein verwandtschaftliches Verhältnis zum Bewohner nicht immer gegeben sein muss.

Die Erfassung des Hausarztes und seiner Telefonnummer soll beim Vorliegen einer Schmerzproblematik eine schnelle Kontaktaufnahme zwecks Therapieanordnung erleichtern.

Schmerzersteinschätzungsbogen

Abb. 5:
Seite 1 der Schmerz-
ersteinschätzung
(Erfassung der
Stammdaten des
Bewohners)

Stammdaten:
(auszufüllen von der Bezugspflegekraft)

| Datum der Einschätzung: | Name der Bewohnerin/ des Bewohners: |

| Wohnbereich/ Zimmernummer: | Geburtsdatum: |

| Diagnosen: | Medikation (Präparat/ Dosis): |

| Name Bezugspflegekraft: | Name Bezugsperson:
(Person, welche die Fremdeinschätzung vornimmt)

Tel.: | Name betreuender Arzt:

Tel.: |

3.1.2 Selbsteinschätzung

Dass die Selbsteinschätzung auch bei kognitiv eingeschränkten Personen Vorrang hat, wurde bereits erläutert. Zudem kann bei einer Schmerzersteinschätzung im Rahmen der Bewohneraufnahme bereits deutlich werden, inwieweit der Bewohner noch zu Selbstauskünften fähig ist und welche Instrumente zur Selbsteinschätzung geeignet sind.

Einfache Fragen zum
aktuellen Zustand

Bis auf zwei Abfragen werden in diesem Bogen alle notwendigen Kriterien einer Schmerzersteinschätzung berücksichtigt. Aufgrund des mangelnden Merk- und Abstraktionsvermögens der demenziell erkrankten, kommunikationseingeschränkten Personen werden einfache Fragen sowie solche zum aktuellen Zustand bevorzugt. Die Frage nach der Schmerzqualität erschien den Autoren bei der Erstkonzeption zu abstrakt für diese spezielle Personengruppe. Vielmehr wurde erwartet, dass derartige Angaben bei einer allgemeinen Frage nach Schmerzen automatisch mit beantwortet würden. Die Auswirkungen auf das Alltagsleben wurden deshalb nicht erfragt, weil nach Meinung der Autoren die Fähigkeit zu einer derart retrospektiven Einschätzung nicht zu erwarten ist. Die Beobachtung der Auswirkungen erscheint jedoch sehr wichtig, weshalb diese Abfrage bei der Fremdeinschätzung mit aufgenommen ist.

Im Hinblick auf die Schmerzlokalisation wird ein einfaches, in DIN A 4 abgedrucktes Körperschema verwendet. Falls der Bewohner die schmerzenden Stellen an sich selbst nur schwer zeigen kann, soll ihm dieses Instrument eine Eingrenzung erleichtern. Die Bewohnerangaben werden auf ein verkleinertes Körperschema im Bogen übertragen.

Die Fragen nach der Schmerzintensität beziehen sich auf Schmerzen im Ruhezustand und bei Bewegungen. Als eindimensionale Skala wird eine verbale Rating-Skala einbezogen (▶ **Abb. 1**), da deren Anwendung bei dieser Personengruppe eher zu verwertbaren Ergebnissen führt und empfohlen wird.

Abb. 6:
Seite 1 der Schmerzersteinschätzung (Erfassung der Selbsteinschätzung des Bewohners)

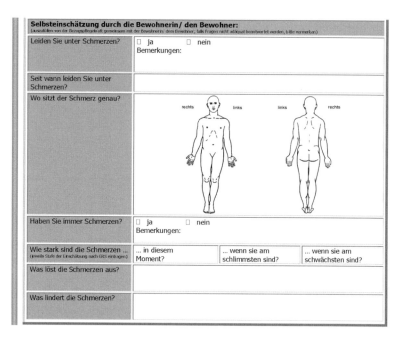

3.1.3 Fremdeinschätzung durch die Bezugspflegekraft

Anlehnung an ECPA

Hier spielen die (Bezugs-)Pflegekräfte eine wichtige Rolle, vor allem die, die sehr häufig bei einem Bewohner sind. Bei der Fremdeinschätzung (▶ **Abb. 7 und 8**) werden zunächst die gleichen Fragen verwendet wie bei der Selbsteinschätzung. Die weiteren Fragen sind in Anlehnung an die verhaltensbezogenen Schmerzindikatoren sowie die Items des ECPA-Bogens formuliert (▶ **Abb. 9**). Damit wird das Schmerzverhalten bei der Ersteinschätzung berücksichtigt und eine Informationsbasis für die weiteren Bewertungen mittels ECPA geschaffen. Speziell bei Einzelpunktwerten des ECPA-Bogens kann so auf itemspezifische Hintergrundinformationen zurückgegriffen werden. Es handelt hier noch um den ECPA-Bogen mit 11 Items, da die Variante mit 8 Items zum Zeitpunkt des Einsatzes im Projekt, auf dem dieser Leitfaden basiert, noch nicht vorlag. Die Abweichungen sind jedoch ohne relevante Folgen, da lediglich drei zusätzliche Abfragen vorhanden sind. Den Abschluss der Fremdeinschätzung bildet ein Fragenblock, der die möglichen Auswirkungen auf das Alltagsleben berücksichtigt. Hier werden die mehrheitlich erwähnten Aspekte Appetit, Schlaf, Bewegung und Kontaktfähigkeit aufgenommen.

3.1.4 Fremdeinschätzung durch die Bezugsperson

Die Beobachtungen von Bezugspersonen haben eine ebenso wichtige Funktion bei der Schmerzerfassung wie die der Pflegekräfte, vor allem wegen ihrer Erfahrungen mit dem Bewohner. Da Pflegende die Schmerzintensität eher unterbewerten, während Angehörige zum Gegenteil neigen, ist die Vergleichsmöglichkeit bei der Fremdeinschätzungen sehr wichtig, um ein umfassendes Bild der schmerzbezogenen Beobachtungen zu gewährleisten. Die Fragen sind daher identisch zu denen der Einschätzung durch die Bezugspflegekraft. Die Gegenüberstellung als Tabelle erleichtert den Vergleich der Beobachtungen.

Am Schluss des gesamten Bogens ist bewusst ein Feld für freie Bemerkungen eingefügt, um schmerzbezogene Informationen, die nicht mit den Fragen erfasst werden, dennoch aufnehmen zu können.

Bei der Befragung der Bezugspersonen ist zu berücksichtigen, dass es ihnen in einigen Fällen nicht möglich ist, die Fragen zum Schmerzerleben des demenziell Erkrankten zu beantworten, was ihnen sehr unangenehm sein kann. Des Weiteren ist zu bedenken, dass von Seiten der Angehörigen oder Betreuer unter Umständen auch grundsätzlich keine Bereitschaft vorhanden ist, in einem intensiven Gespräch das Schmerzerleben mit der Bezugspflegekraft zu erfassen. Das muss akzeptiert werden. Auch muss die Bezugspflegekraft den Gesprächsverlauf sehr sensibel dahingehend beobachten, ob die Bezugsperson noch das Schmerzerleben des Pflegebedürftigen beschreibt oder einen individuellen Perspektivwechsel vollzogen hat und die eigenen Erfahrungen mit Schmerzen detailliert beschreibt. In allen Fällen ist es hilfreich, die Angehörigen möglichst früh in die Schmerzerfassung zu integrieren, sie über den Zweck der Instrumente zu informieren und ihre Unterstützung als wertvolle Ressource anzuerkennen.

Fragen wie bei Bezugspflegekraft

Abb. 7:
Seite 2 der Schmerz-
ersteinschätzung
(Fremdeinschätzung
durch Bezugspflege-
kraft und Bezugsper-
son)

Schmerzersteinschätzungsbogen

Fremdeinschätzung durch (auszufüllen durch die Bezugspflegekraft sowie durch die Bezugsperson unter Anleitung der Bezugspflegekraft)	die Bezugspflegekraft	und die Bezugsperson
Leidet sie/er unter Schmerzen?	☐ ja ☐ nein Bemerkungen:	☐ ja ☐ nein Bemerkungen:
Seit wann leidet sie/er unter Schmerzen?		
Wo sitzt der Schmerz genau?	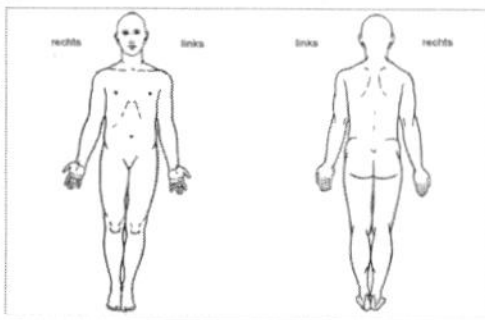	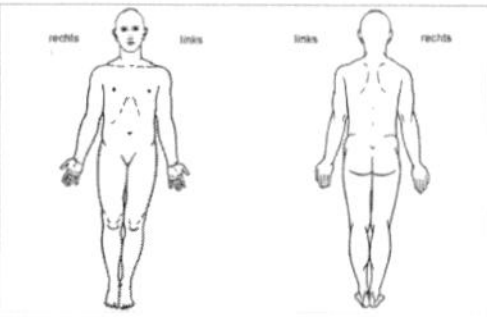
Hat sie/er immer Schmerzen?	☐ ja ☐ nein Bemerkungen:	☐ ja ☐ nein Bemerkungen:
Wie schätzen Sie die Intensität der Schmerzen bei ihr/ihm ein? (jeweils Stufe der Einschätzung nach GRS eintragen)	Stärkstes Schmerzmaß: Schwächstes Schmerzmaß: Bemerkungen:	Stärkstes Schmerzmaß: Schwächstes Schmerzmaß: Bemerkungen:
Was löst die Schmerzen aus?		
Was lindert die Schmerzen?		
Wie drückt sie/er die Schmerzen aus?	Verbal: Nonverbal (Blick, Mimik):	Verbal: Nonverbal (Blick, Mimik):
Nimmt sie/er eine Schonhaltung ein?	☐ ja ☐ nein Bemerkungen:	☐ ja ☐ nein Bemerkungen:

Schmerzersteinschätzungsbogen

Abb. 8:
Seite 3 der Schmerz-
ersteinschätzung
(Fremdeinschätzung
durch Bezugspflege-
kraft und Bezugsper-
son)

Zeigt sie/er bei der Pflege Abwehrreaktionen?	☐ ja ☐ nein Bemerkungen:	☐ ja ☐ nein Bemerkungen:
Zeigt sie/er bei der Mobilisation Abwehrreaktionen?	☐ ja ☐ nein Bemerkungen:	☐ ja ☐ nein Bemerkungen:
Wie reagiert sie/er bei der Pflege schmerzhafter Zonen?		
Äußert sie/er sich während der Pflege verbal zu den Schmerzen?		
Haben die Schmerzen bei ihr/ihm Einfluss auf die folgenden Aktivitäten?		
• Appetit/Essverhalten	☐ ja ☐ nein Bemerkungen:	☐ ja ☐ nein Bemerkungen:
• Schlaf	☐ ja ☐ nein Bemerkungen:	☐ ja ☐ nein Bemerkungen:
• Bewegungen	☐ ja ☐ nein Bemerkungen:	☐ ja ☐ nein Bemerkungen:
• Kommunikation/ Kontaktfähigkeit:	☐ ja ☐ nein Bemerkungen:	☐ ja ☐ nein Bemerkungen:
Abschließende Bemerkungen:		

3.1.5 Hinweise zur Handhabung

Die Hinweise zur Handhabung des Schmerzersteinschätzungsbogens
(▶ **Tab. 4**) sollen dem Nutzer die Verwendung verdeutlichen und erleichtern
sowie während des Ausfüllens der Beseitigung von Unklarheiten dienen. Sie
enthalten neben den Ausführungen zu den Teilbereichen des Bogens auch
eine Information zum Ausfüllzeitpunkt. Zu jeder Abfrage werden Beispiele
geliefert sowie Erläuterungen, warum diese Frage gestellt wird.

Tab. 4:
Hinweise zur Hand-
habung des Schmerz-
ersteinschätzungs-
bogens

Hinweise zur Handhabung der Schmerzersteinschätzung

Im Rahmen des Schmerzassessments bildet die strukturierte Schmerzersteinschätzung die Grundlage für eine anschließende kontinuierliche und
systematische Schmerzerfassung. Die Schmerzersteinschätzung soll möglichst
zeitnah spätestens 2 Wochen nach Aufnahme einer neuen Bewohnerin/eines
neuen Bewohners bzw. unmittelbar bei Feststellung des Einschätzungsbedarfs
erfolgen. Die in diesem Bogen erfassten Daten und Informationen sollen das
Schmerzmanagement erleichtern sowie Hintergrundinformationen liefern,
falls bei der Interpretation der kontinuierlichen Schmerzerfassung Fragen und
Probleme auftreten. Folgende Bereiche werden dabei abgedeckt:

- *Stammdaten*
  Hier werden im Wesentlichen statistische Daten erhoben, die sich aus der
  laufenden Kurvendokumentation und den Akten der Bewohner ergeben, und
  Zuständigkeiten bzw. Verantwortlichkeiten geklärt.

- *Selbsteinschätzung durch die Bewohnerin/den Bewohner*
  In der Hierarchie der Schmerzerfassung steht die Selbsteinschätzung der betroffenen Person an erster Stelle. Für die Selbsteinschätzung werden möglichst
  einfache Fragen und Hilfsmittel verwendet, um trotz einer Kommunikationseinschränkung noch möglichst adäquate Antworten zu erzielen. Interpretationen und Vermutungen der ausfüllenden Person sind hier in jedem Fall
  zu vermeiden und finden bei der Fremdeinschätzung noch ausreichend Berücksichtigung.

- *Fremdeinschätzung durch die Bezugspflegekraft*
  Fremdeinschätzungen sind bei weitem nicht so zuverlässig wie Selbstein-
  schätzungen. Doch kognitive Einschränkungen und die Unfähigkeit zur
  Selbstauskunft führen zur Notwendigkeit einer Fremdeinschätzung. Bezugspflegekraft ist die Pflegekraft, die den stärksten Bezug zur betroffenen Person
  hat, also sie am häufigsten pflegt, mit ihr in Kontakt steht und sie beobachtet.

- *Fremdeinschätzung durch die Bezugsperson bzw. Angehörige*
  Hierfür gelten ebenfalls die Ausführungen zur Notwendigkeit einer Fremd-
  einschätzung. Ergänzend ist jedoch zu sagen, dass Bezugspersonen bzw. An-
  gehörige eine wichtige Rolle spielen, dass sie die betroffene Person in ihrer
  Eigenart kennen und wissen, wie die- oder derjenige typischerweise mit
  Schmerzen umgeht und zu welchen Verhaltensänderungen die Schmerzen
  führen können.
  Nachfolgend finden Sie weitere Hinweise zu den jeweiligen Bereichen der
  Schmerzersteinschätzung und dazu, was Sie beim Ausfüllen beachten müssen.

Stammdaten

Datum der Einschätzung:
Diese Abfrage dient dem Nachweis darüber, wann die Schmerzersteinschätzung erfolgt ist bzw. begonnen hat und legt somit den Ausgangspunkt einer eventuellen kontinuierlichen Schmerzerfassung fest.

**Name der Bewohnerin/des Bewohners; Wohnbereich/Zimmernummer;
Geburtsdatum:**
Diese Informationen ermöglichen eine eindeutige Zuordnung der erhobenen
Daten zu der betroffenen Person. Vornamen brauchen nicht eingetragen
werden. Bitte Frau oder Herr angeben, um das Geschlecht der Person bestim-
men zu können.

Diagnosen; Medikation (Präparat/Dosis):
Es sollten ausschließlich Diagnosen notiert werden, welche durch einen Arztbrief (Hausarzt, Facharzt, Krankenhaus, Rehabilitationsklinik etc.) gesichert sind. Sie unterstützen die Ursachenanalyse im Hinblick auf die Schmerzen, aber auch in dem Fall, wo Reaktionen und Verhaltensweisen der Person anderweitig zu klären sind.

Die Medikamente werden erfasst, um u. a. im Gespräch mit dem Hausarzt diese Informationen schnell zur Verfügung zu haben. Wesentlicher sind jedoch die Aspekte, ob eine Schmerzmedikation und/oder Psychopharmaka, Sedativa o. Ä. gegeben werden. Eine fehlende, unzureichende oder überdosierte Schmerzmedikation kann so schneller identifiziert werden. Etwaige Verhaltensstörungen der Person können über die Nebenwirkungen der Medikamente ermittelt werden.

Bei beiden Bereichen gilt, dass der Stand der Erhebung (Datum) vermerkt werden muss. Auf die Aktualisierung der Informationen sollte ebenfalls geachtet und Veränderungen sowie Zusätze mit einem Datum versehen werden.

Name Bezugspflegekraft; Name Bezugsperson; Name betreuender Arzt:
Verantwortlichkeiten und Zuständigkeiten hinsichtlich des Schmerzassessments bzw. der Schmerztherapie werden festgehalten und stehen somit zur Klärung von Rückfragen oder der Therapie schnell zur Verfügung.

Selbsteinschätzung durch die Bewohnerin/den Bewohner:
(auszufüllen von der Bezugspflegekraft gemeinsam mit der Bewohnerin/dem Bewohner; falls Fragen nicht adäquat beantwortet werden, bitte vermerken)

Leiden Sie unter Schmerzen?
Diese Frage leistet den Gesprächseinstieg und klärt zunächst nur, ob die betroffene Person von sich aus Schmerzen angibt oder nicht. Etwaige zusätzliche Angaben der Person können hier ebenfalls eingetragen werden.

Seit wann leiden Sie unter Schmerzen?
Hier können ein Zeitpunkt, aber auch Ereignisse wie etwa ein Unfall, eine Verletzung, ein Sturz, eine Operation, eine Erkrankung etc. relevant sein.

Wo sitzt der Schmerz genau?
Unter Verwendung der Grafik zur Schmerzlokalisation sollen die betroffenen Körperstellen ermittelt werden. Entsprechend sind betroffenen Regionen im Bogen zu markieren (umkreisen und Innenfläche schraffieren).

Haben Sie immer Schmerzen?
Ziel dieser Frage ist, die Häufigkeit der Schmerzen festzustellen, also wie oft am Tag oder gar kontinuierlich.

Wie stark sind die Schmerzen …

- **… in Ruhe?**
- **… bei Bewegungen?**

Unter Verwendung der verbalen Rating-Skala (VRS) soll die Intensität des Schmerzes ermittelt werden. Diese verdeutlicht vor allem, welche Belastungen die betroffene Person durch die Schmerzen im Ruhezustand und bei Bewegungen aushalten muss, und liefert einen Ansatzpunkt im Hinblick auf die Schmerztherapie.

Was löst die Schmerzen aus?
Schmerzauslösende Faktoren sind besonders wichtig im Hinblick auf die Schmerzvermeidung und die Schmerztherapie. So können bestimmte Bewegungen und andere Einflüsse vorsorglich vermieden werden oder für die Pflege, Bewegungstherapie etc. schmerzlindernde Maßnahmen getroffen werden.

Tab. 4:
Hinweise zur Handhabung des Schmerzersteinschätzungsbogens – Fortsetzung

Was lindert die Schmerzen?
Entsprechend der vorigen Frage gilt es hier, neben Medikamenten auch alternative Ressourcen der betroffenen Person zu ermitteln, wie bestimmte Lagerungs- oder Sitztechniken, Wärme oder Kälte etc.

Fremdeinschätzung durch die Bezugspflegekraft und die Bezugsperson
(auszufüllen durch die Bezugspflegekraft sowie durch die Bezugsperson unter Anleitung der Bezugspflegekraft)

Leidet sie/er unter Schmerzen?
Seit wann leidet sie/er unter Schmerzen?
Wo sitzt der Schmerz genau?
Hat sie/er immer Schmerzen?
Wie schätzen Sie die Intensität der Schmerzen bei ihr/ihm ein?
Was löst die Schmerzen aus?
Was lindert die Schmerzen?
Ausführliche Hinweise zu diesen Fragen finden Sie im Bereich der Selbsteinschätzung. *Wichtige Ergänzung:* Hier sind die Beobachtungen und Erfahrungen der ausfüllenden Personen relevant. Freie Interpretationen und Vermutungen sollten in jedem Fall als solche kenntlich gemacht werden, z. B. durch »Ich vermute ...«, »Meiner Ansicht nach ...«, »Ich denke ...« etc. Nur so kann ein gewisser Grad an Objektivität gewährleistet werden. Zudem sollten bei Fragen, die mit Ja oder Nein beantwortet werden, stets zusätzliche Bemerkungen gemacht werden.

Wie drückt sie/er die Schmerzen aus?
Es gilt, den Schmerzausdruck der betroffenen Person zu beschreiben: auf verbaler Ebene (Worte und Sätze, Laute wie Stöhnen, Weinen, Jammern, Schreien) und nonverbaler Ebene (Mimik, Gestik, Körperhaltung etc.).

Nimmt sie/er eine Schonhaltung ein?
Hier wird nochmals auf die Körperhaltung im Hinblick auf Schmerzvermeidung eingegangen, z. B. durch eine gekrümmte Sitzhaltung. Beschreiben Sie also unter Bemerkungen die Form der Schonhaltung.

Zeigt sie/er bei der Pflege Abwehrreaktionen?
Ausschließlich in Bezug auf die Pflege wird nach Reaktionen gefragt, die als Abwehr der betroffenen Person zu werten sind. Dies können z. B. Angst, Unruhe, Aggressionen etc. sein. Beschreiben Sie unter Bemerkungen diese Reaktionen genauer.

Zeigt sie/er bei der Mobilisation Abwehrreaktionen?
Ähnlich der vorigen Frage sind hier Abwehrreaktionen gemeint, diesmal beziehen sie sich jedoch auf die Mobilisation. Neben den oben genannten Reaktionen kommen z. B. Klammern mit Händen, Gebärden, Schonhaltung etc. hinzu. Beschreiben Sie unter Bemerkungen diese Reaktionen genauer.

Wie reagiert sie/er bei der Pflege schmerzhafter Zonen?
Die Reaktion auf das »sich nähern«, Berühren oder Anfassen der schmerzhaften Zonen soll beschrieben werden.

Äußert sie/er sich während der Pflege verbal zu den Schmerzen?
Ob als Sprache oder Laute sollen die verbalen Reaktionsformen während der Pflege nochmals konkretisiert werden. Beschreiben Sie unter Bemerkungen die Äußerungen und wann diese im Rahmen der Pflege gemacht werden.

Haben die Schmerzen bei ihr/ihm Einfluss auf die folgenden Aktivitäten?

- Appetit/Essverhalten
- Schlaf
- Bewegungen
- Kommunikation/Kontaktfähigkeit

Zwar bleiben die Schmerzen eine Mutmaßung, doch schon der Verdacht macht eine genauere Betrachtung der Aktivitäten der betroffenen Person erforderlich. Gerade bei diesen Fragen ist es wichtig, neben dem abweichenden Verhalten auch das jeweilige Normalverhalten der Person zu notieren. Demenzkranke zeigen unter Umständen krankheitsbedingte Verhaltensabweichungen, die nicht unbedingt schmerzbedingt sein müssen. So z. B. der soziale Rückzug in das eigene Zimmer oder das unruhige Umherlaufen.

Die abschließenden *Bemerkungen* geben Ihnen die Möglichkeit, schmerzbezogene Informationen zu notieren, die im Rahmen der obigen Abfragen nicht erfasst wurden, Ihnen aber wichtig erscheinen.

Tab. 4:
Hinweise zur Handhabung des Schmerzersteinschätzungsbogens – Fortsetzung

3.2 Schmerzerfassung mit Unterstützung eines Verhaltensprotokolls

3.2.1 Auswahl des Erfassungsinstruments

Das Vorliegen eines deutschsprachigen Erfassungsinstruments ist ein wesentliches Kriterium für die Auswahl. Im Rahmen des Projekts der Autoren (▶ **Einleitung**) wurde der ECPA-Bogen in der deutschen Übersetzung mit 8 Items für die Implementierung ausgewählt und dient als Beispiel in diesem Praxisleitfaden. Folgende Gründe waren dabei ausschlaggebend:

Auswahl am Beispiel von ECPA

- Es existieren bereits Erfahrungen zum Einsatz der deutschen Version.
- Das Instrument hat sich als praxistauglich erwiesen und fördert die Sensibilisierung der Pflegekräfte für die Zusammenhänge zwischen Verhaltensänderungen und Schmerzen bei demenziell erkrankten, kommunikationseingeschränkten Menschen.
- Obwohl Validität und Reliabilität der Originalversion nur als schwach bis ausreichend bewertet werden, sind sie dennoch vorhanden (vgl. Stolee et al. 2005).
- Es liegen Beschreibungen zum Ausfüllen und Bewerten sowie Empfehlungen zur Interpretation der Daten vor.
- Die Spannbreite von 0 bis 32 Punkten ermöglicht eine sensiblere Einschätzung von Tendenzen in Richtung kein Schmerz oder maximaler Schmerz als bei Instrumenten mit einem Gesamtscore von maximal 10 Punkten.

- ECPA beobachtet mehr die Aspekte während der Pflege und hat sich auch bei schwerst dementen Personen bewährt.

Modifizierung des ECPA-Bogens

Die in deutscher Sprache veröffentlichte Version wird an wenigen Stellen modifiziert. Wie bei den Stammdaten des Schmerzersteinschätzungsbogens werden zunächst das Datum, der Bewohnername, Geburtsdatum, Wohnbereich und Zimmernummer sowie die ausfüllende und damit verantwortliche Pflegekraft erfasst. Die Felder Uhrzeit und Dauer in Minuten dienen ausschließlich der Erfassung von Daten, die für die Beurteilung der Praktikabilität verwendet werden können.

Aufgrund seiner Zuordnung zu den älteren Menschen, die kommunikationseingeschränkt sind, ist die Version des ECPA mit acht Items und zwei Dimensionen vorzuziehen (► Kap. 1.4.2.2 und Abb. 9). Änderungen der Items werden nur dahingehend vorgenommen, dass der Begriff Patient durch die Bezeichnung Bewohner ersetzt wird. Des Weiteren werden neben den Items zusätzliche Felder für Bemerkungen platziert, was sich so begründet: Hohe Punktzahlen hängen mitunter von speziellen Ereignissen wie einem Sturz, einer plötzlichen Erkrankung oder einem Besuch ab. Zudem ist vielleicht die Hilfe eines Dritten erforderlich, um ein unklares Item dennoch ausfüllen zu können. Solche Informationen sollen in diesen Feldern vermerkt werden.

Sowohl in den nachfolgenden Hinweisen zur Handhabung als auch bei der Verlaufsdokumentation werden die Grenzen kein Schmerz und stärkster Schmerz vermieden. Damit wird die Anmerkung vom Übersetzer berücksichtigt (vgl. u. a. Wilkening, Kunz 2003), dass die erhobenen Punktzahlen kein absolutes Maß des Schmerzes, sondern eine globale Erfassung der Verhaltensänderungen sind, die auf Schmerzen beruhen können. Erhöhte Werte dienen als Argumentation für das Einleiten einer Schmerztherapie. Verringerte Werte infolge einer anderen oder neuen Schmerztherapie verdeutlichen, dass Schmerzen am veränderten Verhalten zumindest mitbeteiligt sind. So erklärt sich die Empfehlung, den ECPA-Bogen eher als Verhaltensprotokoll zu betrachten. Diese Sichtweise wird auch in den Seminaren berücksichtigt und muss gegenüber den Teilnehmern immer wieder betont werden.

Verhaltensprotokoll zur systematischen Schmerzerfassung (ECPA)

Datum:	Name der Bewohnerin/des Bewohners:		Geburtsdatum:	Wohnbereich/Zimmer:
Uhrzeit:	Dauer(in Minuten):	Pflegekraft:	Abweichende Medikation/Bedarfsmedikation:	

Dimension 1: Beobachtungen vor der Pflege

ITEM 1 – Gesichtsausdruck: Blick und Mimik	Bemerkungen
0	Entspannter Gesichtsausdruck	
1	Besorgter, gespannter Blick	
2	Ab und zu Verziehen des Gesichts, Grimassen	
3	Verkrampfter und/oder ängstlicher Blick	
4	Vollständig starrer Blick/Ausdruck	

ITEM 2 – Spontane Ruhehaltung (Suche einer Schonhaltung)	Bemerkungen
0	Keinerlei Schonhaltung	
1	Vermeidung einer bestimmten Position, Haltung	
2	Bewohner/in wählt eine Schonhaltung (aber kann sich bewegen)	
3	Bewohner/in sucht erfolglos eine schmerzfreie Schonhaltung	
4	Bewohner/in bleibt vollständig immobil (wie festgenagelt)	

ITEM 3 – Bewegungen und Mobilität (im und/oder außerhalb des Bettes)	Bemerkungen
0	Bewohner/in mobilisiert und bewegt sich wie gewohnt*	
1	Bewohner/in bewegt sich wie gewohnt*, vermeidet aber gewisse Bewegungen	
2	Seltenere/verlangsamte Bewegungen entgegen Gewohnheit*	
3	Immobilität entgegen Gewohnheit*	
4	Apathie, Niedergeschlagenheit oder starke Unruhe entgegen Gewohnheit*	
*im Vergleich zu den vorhergehenden Tagen	

ITEM 4 – Kontakt zur Umgebung (Blick, Gesten, verbal)	Bemerkungen
0	Üblicher Kontakt wie gewohnt*	
1	Herstellen von Kontakt erschwert entgegen Gewohnheit*	
2	Bewohner/in vermeidet Kontaktaufnahme entgegen Gewohnheit*	
3	Fehlen jeglichen Kontaktes entgegen Gewohnheit*	
4	Totale Indifferenz entgegen Gewohnheit	
*im Vergleich zu den vorhergehenden Tagen	

Dimension 2: Beobachtungen während der Pflege

ITEM 5 – ängstliche Erwartung bei der Pflege	Bemerkungen
0	Bewohner/in zeigt keine Angst	
1	Ängstlicher Blick, angstvoller Ausdruck	
2	Bewohner/in reagiert mit Unruhe	
3	Bewohner/in reagiert aggressiv	
4	Bewohner/in schreit, stöhnt, jammert	

ITEM 6 – Reaktionen bei der Mobilisation	Bemerkungen
0	Bewohner/in steht auf/lässt sich mobilisieren ohne spezielle Beachtung	
1	Bewohner/in hat gespannten Blick, scheint Mobilisation und Pflege zu fürchten	
2	Bewohner/in klammert mit den Händen, macht Gebärden während Mobilisation und Pflege	
3	Bewohner/in nimmt während Mobilisation/ Pflege Schonhaltung ein	
4	Bewohner/in wehrt sich gegen Mobilisation oder Pflege	

ITEM 7 – Reaktionen während der Pflege schmerzhafter Zonen	Bemerkungen
0	Keinerlei negative Reaktionen während Pflege	
1	Reaktionen während Pflege, ohne Eingrenzung	
2	Reaktion beim Anfassen oder Berühren schmerzhafter Zonen	
3	Reaktion bei flüchtiger Berührung schmerzhafter Zonen	
4	Unmöglichkeit, sich schmerzhafter Zone zu nähern	

ITEM 8 – verbale Äußerungen während der Pflege	Bemerkungen
0	Keine Äußerungen während der Pflege	
1	Schmerzäußerung, wenn man sich an die Bewohnerin/den Bewohner wendet	
2	Schmerzäußerung, sobald Pflegende bei der Bewohnerin/beim Bewohner ist	
3	Spontane Schmerzäußerung oder spontanes leises Weinen, Schluchzen	
4	Spontanes Schreien oder qualvolle Äußerungen	

Total Punkte	

Abb. 9:
Verhaltensprotokoll
zur systematischen
Schmerzerfassung
(modifizierte Form des
ECPA-Bogens)

3.2.2 Hinweise zur Handhabung

Sämtliche Information in den Hinweisen zur Handhabung (▶ Tab. 5), die sich auf Struktur, Ausfüllzeitpunkt, Punkteverteilung sowie Interpretation der gewonnenen Werte beziehen, sind den Quellen entnommen, die bereits zur Kurzdarstellung des ECPA-Bogens dienten. Des Weiteren werden Erklärungen zu den Bemerkungsfeldern ergänzt sowie Verwendung und Zweck der Verlaufsdokumentation beschrieben.

Klärung wichtiger
Punkte
Folgende Punkte basieren auf einer intensiven Auseinandersetzung der Autoren mit dem ECPA-Bogen und unterstützen eine möglichst komplikationsfreie Anwendung:

- Die Begrifflichkeiten *vor* und *während* der Pflege (Dimensionen des ECPA-Bogens) sind in den Beschreibungen nicht klar definiert. Die augenscheinliche Bedeutung muss einheitlich definiert sein, um den ausfüllenden Pflegekräften klare Bezugspunkte für ihre Beobachtungen zu geben. Als Pflege werden daher die obligatorische Grund- und Behandlungspflege am Morgen bzw. Abend (Körperpflege und Mobilität, Verbandswechsel) sowie zwischenzeitliche Pflegetätigkeiten (Intimpflege nach Toilettengängen, Mundpflege) festgelegt. Grund- und Behandlungspflege sind Bezeichnungen, die den Pflegekräften in der Einrichtung geläufig sind. Mehrere Bezugspunkte für *während* der Pflege sind zudem aus folgenden Gründen wichtig:
  - Aus arbeitsorganisatorischen Gründen ist die Anwesenheit der ausfüllenden Pflegekraft bei der Grund- und Behandlungspflege am Morgen bzw. Abend nicht immer zu gewährleisten.
  - Verhaltensänderungen aufgrund von Schmerzen unterliegen zweifelsohne einer Tagesschwankung, die durch mehrere Bezugspunkte besser berücksichtigt werden kann.

  Die Dimension vor der Pflege erweist sich zudem als schwierig, da der eigentliche Beginn der Pflege schlecht zu definieren ist. Des Weiteren ist es bei den zugehörigen Items *Bewegung und Mobilität im und/oder außerhalb des Betts sowie Kontakt zur Umgebung* unwahrscheinlich, dass beide stets unmittelbar vor der Pflege beobachtet werden können. Diese Dimension des ECPA-Bogens wird daher zumindest vom Verständnis her um die Präposition außerhalb erweitert, um die Beobachtung und Einbeziehung der genannten Items zu gewährleisten. Die obige Definition pflegerischer Tätigkeiten sowie schichtbezogene Zeiträume und Einschränkungen sind in Tabelle 5 zusammengefasst.
- Die Abstufungen der Items sind mitunter schwer differenzierbar. Um den Teilnehmern deren Bedeutung und Abgrenzung verständlicher zu machen, werden Beispiele und alternative Beschreibungen aus dem Bereich der Schmerzindikatoren hinzugezogen (DNQP 2004) sowie Begrifflichkeiten wie Schonhaltung und Indifferenz nochmals erläutert. Dies erfolgt durchgängig für alle Items.

Tab. 5:
Hinweise zur Handhabung des ECPA-Bogens

Hinweise zur Handhabung des ECPA-Bogens

WICHTIG: Der ECPA-Bogen dient zur systematischen Erfassung von Verhaltensänderungen, die Ausdruck von Schmerzen sein können. Die durch Bewertungen erhobene Punktzahl ist daher kein ein absolutes Maß des Schmerzes.

Bei der ersten Einschätzung mit Hilfe des ECPA-Bogens werden die letzten zwei Tage berücksichtigt. Anschließend wird der ECPA-Bogen alle zwei bis drei Tage angewendet. Er gliedert sich in zwei Dimensionen mit insgesamt 8 Items. Die Dimensionen legen durch ihre Ausrichtung den jeweiligen Zeitraum fest, auf den sich die Beobachtungen beziehen sollen:

	Frühdienst	Spätdienst	Nachtdienst
Dimension 1: **Beobachtungen** **vor der Pflege** **(4 Items)**	Vor bzw. außerhalb der Grund- und Behandlungspflege sowie weiterer pflegerischer Handlungen (z. B. Intimpflege, Mundpflege)	Vor bzw. außerhalb der Grund- und Behandlungspflege sowie weiterer pflegerischer Handlungen (z. B. Intimpflege, Mundpflege)	Vor bzw. außerhalb von pflegerischen Handlungen (z. B. Intimpflege, Mundpflege)
Dimension 2: **Beobachtungen** **während der** **Pflege (4 Items)**	Grund- und Behandlungspflege von ca. 6:30–10:00 Uhr (ggf. später) sowie bei allen pflegerischen Handlungen	Grund- und Behandlungspflege von ca. 18:30–20:30 Uhr sowie bei allen pflegerischen Handlungen	Bei pflegerischen Handlungen (z. B. Intimpflege, Mundpflege)

Tab. 5:
Hinweise zur Handhabung des ECPA-Bogens – Fortsetzung

Bei jedem Item erfolgt eine eigene Einschätzung in Punktwerten:Punktwerte. Kreuzen Sie die Punktzahl vor dem Kommentar an, der auf die Bewohnerin bzw. den Bewohner zutrifft. Pro Item kann nur ein Kreuz gemacht werden. Treffen mehrere Aussagen zu, ist die mit der höchsten Punktzahl zu nehmen. Alle Einzelwertungen werden addiert und ergeben die totalen Punkte. Bei 8 Items und Punktwerten von 0–4 ergibt dies eine maximale Punktzahl von 32 Punkten und eine minimale von 0 Punkten. Je höher der Wert, desto eher müssen mögliche Schmerzen in Betracht gezogen werden. Um die Entwicklung der Werte zu verfolgen, werden die totalen Punktwerte nach jeder Einschätzung in die Verlaufsdokumentation eingetragen. Tendenzen der Werte nach oben oder unten können so dargestellt werden und machen u. a. den Erfolg einer Therapie sichtbar.

Unter Umständen kann die ausfüllende Pflegekraft nicht alle Items eigenständig bewerten. Wird für die Bewertung eines Items eine weitere Person hinzugezogen, erfolgt ein zusätzlicher Vermerk unter Bemerkungen. Wichtig ist, dass die Bewertungen vollständig sind, um das Ergebnis nicht zu verfälschen. Allgemein können unter Bemerkungen Informationen eingetragen werden, die an diesem Tag für die Einschätzung des Items relevant sind (z. B. ein Sturz, besondere Anstrengung, aufregender Besuch etc.). Nachfolgend einige Hinweise zu den Items und ihren jeweiligen Punktwerten:

Dimension 1: Beobachtungen *vor* der Pflege

ITEM 1 – Gesichtsausdruck: Blick und Mimik

Punktwert 2 und 3 unterscheiden sich dahingehend, dass Grimassen zwar auch als verkrampfter Gesichtsausdruck zu werten sind, bei Punktwert 3 jedoch das häufige oder auch kontinuierliche Auftreten im Vordergrund steht. Mit Punktwert 4 sind ein leerer Blick oder auch ein apathisch, abwesend wirkendes Gesicht gemeint.

ITEM 2 – Spontane Ruhehaltung (Suche einer Schonhaltung)

Beispiele für Punktwert 2 sind das Entlasten eines Beins, Liegen auf einer Seite, Sitzen statt Stehen etc. Die Schonhaltung hingegen ist eine ungewohnte Körperhaltung, die offenbar der Schmerzvermeidung oder -linderung dient. Beispiele für Punktwert 3 sind also eine gebeugte Haltung des Oberkörpers, Heranziehen des Arms an den Körper, verkrümmte Körperhaltung beim Liegen etc.

Tab. 5:
Hinweise zur Handhabung des ECPA-Bogens – Fortsetzung

ITEM 3 – Bewegungen und Mobilität (im und/oder außerhalb des Betts)

Punktwert 4 unterscheidet sich von der Immobilität in Punktwert 3 vor allem durch die Teilnahmslosigkeit und Gleichgültigkeit, welche die Person ausstrahlt. Scheinbares Gegenteil bildet die starke Unruhe, die sich u. a. durch »sich wehren«, häufiges Aufstehen und Umherlaufen äußert. Diese wird jedoch ebenfalls mit 4 Punkten bewertet. Bei »wie gewohnt« oder »Gewohnheit« ist stets der Vergleich zu den Vortagen zu sehen. Zur Bewegung im Bett zählt ebenfalls die Lagerung durch das Pflegepersonal.

ITEM 4 – Kontakt zur Umgebung (Blick, Gesten, verbal)

Unter Punktwert 2 beinhaltet das Vermeiden, dass die Person von sich aus keinen Kontakt aufnimmt. Punktwert 3 verdeutlicht, dass auf den Versuch einer Kontaktaufnahme durch die Pflegekraft keine Reaktion erfolgt. Punktwert 4 bildet insofern noch eine Steigerung, dass die Person völlig teilnahmslos und gleichgültig wirkt. Bei »wie gewohnt« oder »Gewohnheit« ist stets der Vergleich zu den Vortagen zu sehen.

Dimension 2: Beobachtungen *während* der Pflege

ITEM 5 – Ängstliche Erwartung bei der Pflege

Die Erwartung der betroffenen Person gegenüber der pflegerischen Handlung ist relevant. Die Unterscheidung der Punktwerte ist hier sehr deutlich. Wichtig ist jedoch, dass Unruhe und Aggression ebenfalls von Schreien, Stöhnen und Jammern begleitet werden können. In beiden Fällen wäre Punktwert 4 anzukreuzen.

ITEM 6 – Reaktionen bei der Mobilisation

Ein Klammern mit Händen (z. B. an der Kleidung) ist häufig ein Zeichen der Unsicherheit oder Angst. Wird durch das Klammern (z. B. an der Matratze) eher deutlich, dass sich die Person weigert, so ist Punktwert 4 anzukreuzen. Die Schonhaltung unter Punktwert 3 (siehe hierzu auch Item 2) dient der Schmerzvermeidung, z. B. ein starrer Körper, eine gebeugte Haltung etc. Im Falle einer verkrampften Haltung, die eine Mobilisation verhindern soll, ist ebenfalls Punktwert 4 anzukreuzen.

ITEM 7 – Reaktionen während der Pflege schmerzhafter Zonen

Bei Punktwert 1 existiert offenbar eine schmerzhafte Zone, doch die Reaktion ist nicht eindeutig und eine konkrete Zone nicht zu lokalisieren.

ITEM 8 – Verbale Äußerungen während der Pflege

In der Unterscheidung zwischen den Punktwerten 1–4 ist die Form der Kontaktaufnahme zur Bewohnerin/zum Bewohner relevant. Sich an jemanden wenden bedeutet, ihn anzusprechen oder anzublicken. Bei jemandem sein ist die Anwesenheit ohne direkten Kontakt über Blick oder Sprache. Spontan sind Äußerungen, wenn sie offenbar unabhängig von der Anwesenheit sind.

3.2.3 Verlaufsdokumentation

Verwendung eines Koordinatensystems

Für die Dokumentation der erhobenen Werte wird ein Koordinatensystem gewählt, um eine zusammenfassende Darstellung und eine verlaufsorientierte Betrachtung zu ermöglichen (▶ **Abb. 10**). Die mit dem ECPA-Bogen erhobenen totalen Punktwerte sollen zusammen mit dem jeweiligen Erhebungsdatum eingetragen werden. Die Begrifflichkeiten *kein Schmerz* und

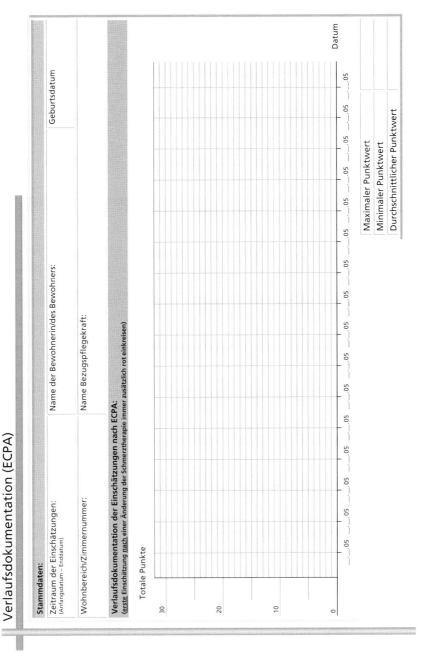

Abb. 10: Verlaufsdokumentation für die kontinuierliche Schmerzerfassung anhand des ECPA-Bogens

stärkster Schmerz werden – wie bereits erwähnt – nicht verwendet. Die Berücksichtigung einer geänderten bzw. neuen Schmerzmedikation (rotes Einkreisen des Punktwerts bei der nächsten Erhebung) ermöglicht es stattdessen, anhand fallender Werte nach dieser Änderung eine Mitbeteiligung der Schmerzen an den Verhaltensänderungen nachzuweisen. Maximaler, minimaler und Durchschnittspunktwert sind keine zwingend erforderlichen Felder, im Hinblick auf eine zusammenfassende Beschreibung der Punktwertschwankungen jedoch durchaus von Nutzen.

3.3 Prozessbeschreibung zum systematischen Schmerzassessment

Ziel: Integration in ein Qualitätsmanagementsystem

Für die Integration eines Schmerzassessments in ein bestehendes Qualitätsmanagementsystem ist es wichtig, die Abläufe und Verfahrensweisen bei dessen Anwendung genau zu beschreiben sowie beteiligte Strukturen und Prozesse zu berücksichtigen. Für die Darstellung des Prozesses wird hier die gängige Form eines Flussdiagramms gewählt, um die Nachvollziehbarkeit zu erhöhen, eine einfache Verwendung des Assessments zu ermöglichen und eine bessere Übertragbarkeit auf die unterschiedlichen Bedingungen in den Pflegeeinrichtungen zu gewährleisten. Die nachfolgende Prozessbeschreibung bezieht sich ausschließlich auf das *Einleiten des pflegerischen Schmerzassessments* bei der demenziell erkrankten, kommunikationseingeschränkten Bewohnergruppe, da es sich beim Schmerzmanagement um einen fortlaufenden, dynamischen Prozess handelt.

Die Prozessbeschreibung (▶ **Abb. 11**) gliedert sich grob in drei Bereiche: die zugehörige Abkürzungs- und Symbollegende, das Flussdiagramm mit den einzelnen Prozessschritten und eine Tabelle mit Angaben zu den Verantwortlichkeiten beim jeweiligen Prozessschritt, den jeweils zu verwendenden Dokumenten sowie mit ergänzenden Bemerkungen.

Prozess des Einleitens des pflegerischen Schmerzassessments

Der Prozess beginnt mit der Aufnahme des Bewohners in die Pflegeeinrichtung. Auf Grundlage einer durchgeführten biografischen und pflegerischen Anamnese muss bereits frühzeitig die Entscheidung getroffen werden, ob ein Schmerzproblem vorliegt. Die Anamnese sollte bereits eine gezielte Frage hierzu enthalten, wobei unter Umständen alternative Frageformen erforderlich sind (▶ **Kap. 1.4.1.1**). Wenn die Informationen des Bewohners oder die seiner Angehörigen keinen Aufschluss geben, können mögliche Schmerzprobleme zudem von Erkrankungen her abgeleitet werden, die eine deutliche Affinität zu Schmerzen haben.

Wird zunächst kein Schmerzproblem festgestellt (erste Abzweigung), so ist das Verhalten des Bewohners fortlaufend auf mögliche Schmerzen hin zu beobachten. Diese Beobachtung ist als integraler Bestandteil der Versorgung des Bewohners zu sehen. Sie kann z. B. mit einer Auflistung der Schmerzindikatoren in Form einer Checkliste unterstützt werden. Des

Weiteren ist es möglich, eine regelmäßige Einschätzung mit Hilfe des ECPA-Bogens vorzunehmen. In Anlehnung an die Anforderungen des Medizinischen Dienstes der Krankenkassen kann diese Einschätzung z. B. spätestens alle 12 Wochen im Rahmen einer geplanten Evaluation der Pflege vorgenommen werden.

Ergibt sich im Rahmen der fortlaufenden Beobachtung eine Verhaltensauffälligkeit, die auf Schmerzen hindeutet, oder liegen schmerzassoziierte Ereignisse vor (z. B. Frakturen, Operationen, Wunden etc.), so ist die zweite Abzweigung im Prozess mit »Ja« zu beantworten. Im Falle des »Nein« würde die begleitende Beobachtung fortgesetzt.

Das »Ja« aus beiden Abzweigungen führt zur Durchführung der Schmerzersteinschätzung, bei der das Instrument selbst sowie bei Bedarf die Hinweise zu seiner Handhabung verwendet werden.

Am gleichen Tag – spätestens jedoch am Folgetag – wird mit der kontinuierlichen Schmerzerfassung mit dem ECPA-Bogen begonnen, und die Werte werden in die Verlaufsdokumentation übertragen. Auch hier können bei Bedarf die Hinweise zur Handhabung genutzt werden.

Die Ergebnisse aus der Schmerzersteinschätzung und kontinuierlichen Einschätzung mittels ECPA-Bogen dienen im nächsten Schritt als Grundlage für das Einleiten einer medikamentösen Schmerztherapie. Gleiches gilt für die nichtmedikamentösen Maßnahmen, wobei hier zu Bezugspflegekraft und Hausarzt noch weitere therapeutische Bereiche hinzukommen, so dass Planung und Umsetzung im multidisziplinären Team erfolgen.

Die Schmerztherapie wird als integraler Bestandteil des Prozesses zum Einleiten des Schmerzassessments gesehen. Der Verordnung von Medikamenten liegt jedoch ein eigener Prozess zugrunde, auf den hier lediglich verwiesen wird und der ebenfalls klar geregelt sein muss.

Unter der Durchführung der Schmerztherapie wird die Einschätzung anhand des ECPA-Bogens alle zwei bis drei Tage vorgenommen und der Verlauf dokumentiert. Lässt sich an der Verlaufsdokumentation eine Veränderung des Gesamtscores nach unten feststellen (ein »Ja« an der dritten Abzweigung), ist der Schmerz an den Verhaltensänderungen zumindest mitbeteiligt und die Therapie somit gerechtfertigt. Im Falle eines »Nein« sollte das multidisziplinäre Team zunächst eine Anpassung der medikamentösen und nichtmedikamentösen Schmerztherapie vornehmen. Bei einem sich wiederholenden »Nein« trotz angepasster Therapien müssen weitere Ursachen für die Verhaltensauffälligkeiten des Bewohners in Betracht gezogen werden.

Ein »Ja« in der dritten Abzweigung führt zur Fortsetzung der kontinuierlichen Einschätzung anhand des ECPA-Bogens mit dem Ziel, den Gesamtscore maximal zu verringern. Eventuell ist im späteren Verlauf bei steigenden Werten eine erneute Anpassung der Schmerztherapie erforderlich.

Das Einleiten des pflegerischen Schmerzassessments ist nach diesem Prozessschritt abgeschlossen.

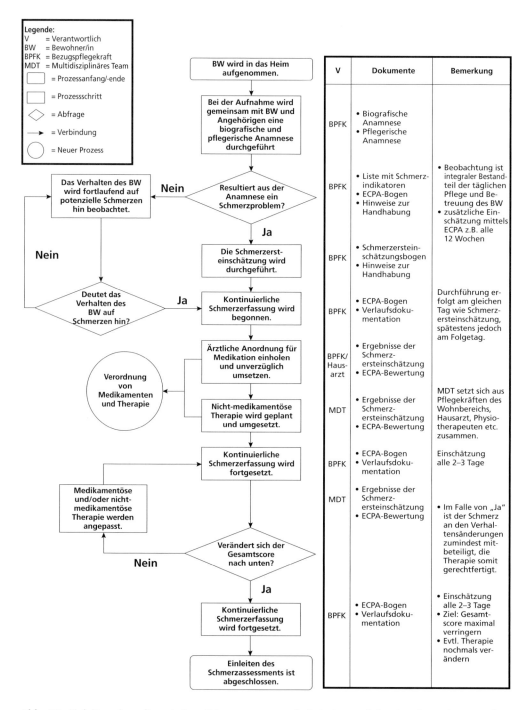

Abb. 11: Einleiten des pflegerischen Schmerzassessments bei demenziell erkrankten, kommunikationseingeschränkten Bewohnern

4 Schulung der Pflegekräfte für die Einführung des Schmerzassessments

4.1 Rahmenbedingungen und Zeitplanung der Einführung

Im Folgenden wird die Einführung des Schmerzassessments anhand von Tabelle 6 dargestellt. Der Zeitrahmen bezieht sich auf die Schulung von Pflegefachkräften, die als Experten ausgebildet werden und in ihren Arbeitsbereichen die Instrumente einführen sollen. Jedem Teilnehmer werden in der Kick-off-Veranstaltung zwei demenziell erkrankte Bewohner zugeteilt, mit denen sie zusammen das Schmerzassessment erproben. Der Zeitrahmen für die Schulung der Mitarbeiter inklusive dem praktischen Teil beträgt insgesamt ca. drei Monate, sofern die Schulung nach dem vorgegebenen Zeitraster durchgeführt wird. Im Zusammenhang mit den Schulungen sind die Seminarzeiten angegeben, um einen Überblick über den Stundenumfang der einzelnen Seminartage zu geben. Für ein besseres Verständnis der Projektstruktur sind auch diejenigen Punkte integriert, die zu einem späteren Zeitpunkt noch näher erläutert werden (Sensibilisierung der Pflegekräfte, Praktikabilität des Schmerzassessments).

Zeitrahmen für die Schulung: ca. drei Monate

Tab. 6: Zeitplan theoretische und praktische Schulung

Zeit	Inhalte	Ziele
Beginn Tag X	Erste Analyse der Dokumentationen und Akten der beteiligten Bewohner im Hinblick auf ein Schmerzmanagement	Erfassung der Ist-Situation (Bewohnerdaten, Diagnosen, Schmerzmedikation, Biografie, Pflegeanamnese, Pflegeplanung, Pflegedokumentation, ärztliche Dokumentation der Schmerzmittelverordnung) im Hinblick auf eine Sensibilisierung der Pflegekräfte[1]
Woche 1: 13–14 Uhr	Kick-off-Veranstaltung: Information der am Projekt beteiligten Mitarbeiter	Transparenz bezüglich der Projektdurchführung
Woche 2: 11:30–15:00 Uhr	1. Seminar: Einführung in das Thema, Präsentation des Schmerzersteinschätzungsbogens und Anleitung zur Handhabung	Entwicklung eines veränderten Problembewusstseins durch die Auseinandersetzung mit dem Thema, Verständnis für die Handhabung des Schmerzersteinschätzungsbogens

Tab. 6:
Zeitplan theoretische
und praktische
Schulung – Fortsetzung

Zeit	Inhalte	Ziele
Woche 3–6:	1. Praxisphase: Anwendung des Schmerzersteinschätzungsbogens, Begleitung der Pflegekräfte durch die Projektleiter	Erprobung der Praktikabilität des Ersteinschätzungsinstrumentes, Sicherheit im Umgang mit dem Schmerzersteinschätzungsbogen, Beurteilung der Praktikabilität durch die Pflegekräfte
Woche 6: 8:30–16:30 Uhr	2. Seminar: Evaluation der ersten Praxisphase; Auseinandersetzung mit den Schwierigkeiten der Schmerzerfassung bei demenziell erkrankten Menschen; Präsentation des ECPA-Bogens und Anleitung zur Handhabung	Konstruktive Auseinandersetzung mit dem Schmerzersteinschätzungsbogen, Auseinandersetzung mit und Verständnis für eine systematische Schmerzerfassung sowie die Handhabung des ECPA-Bogens
Woche 7–10:	2. Praxisphase: Anwendung des ECPA-Bogens; Begleitung der Pflegekräfte durch die Projektleiter	Erprobung der Praktikabilität des ECPA-Bogens, Sicherheit im Umgang mit dem Schmerzerfassungsbogen, Beurteilung der Praktikabilität durch die Pflegekräfte
Woche 10: 11:30–15:00 Uhr	3. Seminar: Evaluation der zweiten Praxisphase; Gesamtevaluation der Seminare	Konstruktive Auseinandersetzung mit dem ECPA-Bogen, der Durchführung der Seminare, der praktischen Begleitung sowie der zukünftigen Arbeit mit den erprobten Schmerzerfassungsinstrumenten
Woche 11:	Zweite Analyse der Dokumentationen und Akten der beteiligten Bewohner im Hinblick auf ein verändertes Schmerzmanagement	Abgleich mit der ersten Analyse (siehe Tag X) im Hinblick auf eine veränderte Sensibilisierung der Pflegekräfte[1]
Woche 12:	Pflegevisite bei allen Teilnehmern aus dem Tagdienst	Erfassung der zunehmenden Sensibilisierung der Pflegekräfte[1] ergänzend zur Analyse der Bewohnerdokumentationen

1 Für eine systematische Schmerzerfassung bei demenziell erkrankten, kommunikationseingeschränkten Menschen sowie im Besonderen für die Zusammenhänge zwischen Verhaltensänderungen und Schmerzen

4.2 Planung und didaktische Begründung der Seminare

Die Seminare haben im Sinne Wolfgang Klafkis eine Vermittlungsaufgabe: Sie sollen, indem sie den Teilnehmern in ihrer gegenwärtigen Lebensphase Verstehens-, Urteils- und Handlungsmöglichkeiten eröffnen, ihnen zugleich zu entsprechenden Entwicklungsmöglichkeiten auf ihre (berufliche) Zukunft hin verhelfen (Klafki 1999). Nachfolgend werden die Artikulationen zu allen Seminartagen in Tabellenform dargestellt. Jeder Artikulation sind Ausführungen zu didaktischen Ansätzen vorangestellt, um deren Integration in die Seminare besser nachzuvollziehen. Die Ausführungen enthalten eine Begründung für die Auswahl einzelner didaktischer Ansätze beziehungsweise Unterrichtskonzepte zur Orientierung über das unterrichtspraktische Handeln.

Die Artikulationen enthalten zunächst Angaben zu Datum, Zeitrahmen, Dozenten, Thema und Motto des Seminars, Tagesziel sowie dem integrierten Ansatz. Im Vergleich zu anderen Unterrichts- bzw. Seminarentwürfen wurden die *Zieldimensionen* zu den Inhalten ergänzt, um Sinn und Zweck der einzelnen Schritte zu erläutern und transparent zu machen. Die Phasen richten sich nach der Dreierfolge *Einstieg, Erarbeitung und Sicherung*, wobei jeweils die Bezeichnung aus den didaktischen Ansätzen ergänzt wurde. Es handelt sich insgesamt um ein gängiges Verfahren, Seminarvorbereitungen und -abläufe zu strukturieren, dies wird hier nicht weiter vertieft. Arbeitsmaterialien werden im Anschluss zur Verfügung gestellt. Für die speziellen Unterrichtsmethoden, die zum Einstieg verwendet werden können, sei auf den entsprechende Literaturhinweis im jeweiligen Artikulationsschema verwiesen. Die Inhalte der Vorträge können aus der Zusammenfassung in Kapitel 1 hergeleitet werden.

Da die einstündige Kick-off-Veranstaltung ausschließlich einen informativen Charakter für die Teilnehmer hat, wird von der Strukturierung nach einem bestimmten didaktischen Ansatz abgesehen. Inhaltlich sollten folgende Punkte berücksichtigt werden:

- Vorstellung der Projektleiter,
- Vorstellungsrunde der Teilnehmer,
- Präsentation der Zielsetzung des Projekts,
- Darstellung erster Erfahrungen zu dem Thema und Projektanlass,
- Vorstellung der Strukturierung und grundsätzlichen Inhalte des Projekts,
- Bearbeitung offener Fragen aus der Teilnehmerrunde,
- Feedback zur Kick-off-Veranstaltung.

4.2.1 Erstes Seminar

Kognitionsorientiertes didaktisches Konzept nach Grell/Grell

Die erste dreieinhalbstündige Schulung der Mitarbeiter mit dem Thema »Die Schmerzerfassung bei demenziell erkrankten Bewohnern – eine große Herausforderung für die Pflege« (▶ Tab. 7) wurde nach dem kognitionsorientierten didaktischen Konzept nach Grell und Grell (Martens/Sander/Schneider 1996, S. 44–47) geplant. Das kognitionsorientierte didaktische Konzept – als strukturelle Grundlage des Schulungstags – geht von der Prämisse aus, dass es die Aufgabe der Lehrenden ist, die Lernenden umfassend zu informieren, was sie erwartet und warum die ausgewählten Inhalte für sie wichtig sind. Daraus werden gemeinsam Regeln für eine möglichst effektive Gestaltung der Schulung abgeleitet. Dabei wird davon ausgegangen, dass die Lernenden sich nur etwas Neues erschließen können, wenn sie im Vorfeld neue Informationen zur Verfügung gestellt bekommen haben. Da das zu behandelnde Themenfeld für die Teilnehmer der Schulung einen relativ unbekannten Bereich darstellt, liegt bei der Auswahl des didaktischen Konzepts für den Schulungstag die Strukturierung nach Grell und Grell nahe. Der von Grell und Grell beschriebene positive reziproke Affekt – hier in Form von Blumen, Süßigkeiten, einer Kerze und dem Motto des Tages: »Vor einem grauen Haupte sollst du aufstehen und die Alten ehren.« – soll für eine angenehme Lernatmosphäre sorgen. Das Motto wurde ausgewählt, weil es die Achtung vor dem Alter betont. Insbesondere bei der Erfassung von Schmerzzuständen demenziell erkrankter, kommunikationseingeschränkter Menschen bedarf es einer beruflichen Haltung, die von Achtung und Respekt gegenüber der Persönlichkeit des in die Jahre gekommenen Bewohners geprägt ist.

Einstiegsphase

Die Phase des Einstiegs wird durch einen *informierenden Unterrichtseinstieg* in Form einer Vorstellung der Tagesordnungspunkte sowie der Vergabe vorbereiteter Ordner, in denen alle Materialien gesammelt werden können, gestaltet. Dabei wird den Teilnehmern erläutert, was die Inhalte der Schulung sein werden, in welcher Form diese mit ihnen gemeinsam erarbeitet werden, warum die Lehrenden die Strukturierung des Tages in dieser Form geplant haben und welche Lernziele zu erreichen sind. Den Teilnehmern wird im Anschluss an die Darstellung der visualisierten Tagesordnungspunkte die Möglichkeit geboten, zur Seminarplanung Stellung zu beziehen. Der *Informationsinput* erfolgt durch die Präsentation der neuen Inhalte. Da das oberste Lernziel der Schulung in der »Entwicklung eines veränderten Problembewusstseins durch eine Auseinandersetzung mit dem Thema« sowie im »Verständnis für die Handhabung des Schmerzersteinschätzungsbogens« besteht, ist der Informationsinput auf der einen Seite durch das *Erklären* in Form von drei Lehrvorträgen geprägt. Auf der anderen Seite werden die Teilnehmer, die bereits viele individuelle Erfahrungen zu diesem Thema in ihrer Berufspraxis sammeln konnten, in Form einer Zurufabfrage und der Erarbeitung einer Fragestellung dazu angehalten, die *neuen Informationen* durch ihre individuellen Kenntnisse zu bereichern.

Erarbeitungs- und Sicherungsphase

In der Phase der *Erarbeitung* wird den Teilnehmern eine *Lernaufgabe* angeboten, die ihnen ermöglicht, anhand der gewonnen Informationen selbstständig eine neue *Lernerfahrung* zu machen. Mit Hilfe einer differenzierten Fragestellung erarbeiten die Lernenden anhand eines Fallbeispiels den Schmerzersteinschätzungsbogen. Die Teilnehmer finden sich dabei in der vorgegebenen Gruppengröße zusammen und erarbeiten zu zweit die vorgegebene Lernaufgabe. Die Projektleiter übernehmen eine *beratende Funktion* für die einzelnen Gruppen, sofern diese eingefordert wird. In dieser Phase sollen die Lernenden das beabsichtigte Lernziel des Tages erreichen. In der letzten Phase, der Sicherung, lösen sich die Lernenden aus den Kleingruppen und konzentrieren sich wieder auf das Plenum. Durch weiterführende Fragen, die in einem Arbeitsauftrag zu erarbeiten sind, wird das Gelernte noch einmal reflektiert sowie potenzielle *Lernschwierigkeiten* verdeutlicht. Die Teilnehmer erhalten im Rahmen der folgenden Besprechung eine *Rückmeldung zu ihren Arbeitsergebnissen* und haben die Möglichkeit, Lernschwierigkeiten auch im Hinblick auf den Praxisauftrag zu konkretisieren. In der abschließenden Gesamtevaluation wird den Lernenden dann ermöglicht, ihre individuellen Lernergebnisse zu reflektieren, nicht erfüllte Erwartungen an das Seminar zu verdeutlichen und Lob und Kritik an die Lehrenden weiterzugeben.

Datum: Woche 2
Zeitrahmen: 3,5 Stunden (inkl. Pause)
Dozenten: Meike Schwermann/Markus Münch
Thema: Einführung in die Schmerzerfassung bei demenziell erkrankten Bewohnern und Handhabung des Schmerzersteinschätzungsbogens
Motto: »Vor einem grauen Haupte sollst du aufstehen und die Alten ehren.« 3. Mose 19, 32
Tagesziel: Entwicklung eines veränderten Problembewusstseins durch eine Auseinandersetzung mit dem Thema sowie Verständnis für die Handhabung des Schmerzersteinschätzungsbogens
Integrierter Ansatz: kognitionsorientiertes didaktisches Konzept nach Grell und Grell

Abkürzungen:
DZ = Dozentin/Dozent
TN = Teilnehmer
DV = Dozentenvortrag
EA = Einzelarbeit
PA = Partnerarbeit
GA = Gruppenarbeit

Tab. 7:
Artikulation zum ersten Seminar

Phase/Zeit	Inhalt und Zieldimensionen	Methoden/Medien
Einstieg: Neue Informationen	Positive reziproke Affekte mit Blumen, Kerze, Süßigkeiten; Vorstellung des Mottos des Tages, um eine angenehme Lernatmosphäre für die TN zu schaffen.	DV/Moderationswolke mit Motto des Tages
5 Min.	Begrüßung; Vorstellung der Tagesordnungspunkte (TOPs) zur Transparenz bzgl. der Seminargestaltung.	DV/Flipchart mit TOPs

Tab. 7:
Artikulation zum
ersten Seminar
– Fortsetzung

Phase/Zeit	Inhalt und Zieldimensionen	Methoden/Medien
10 Min.	Einstiegsmethode zur Darstellung der individuellen Identifikation im Rahmen des Berufsalltags: »Welcher Affe kommt Ihnen derzeit im Rahmen Ihrer Berufstätigkeit am nächsten?« Eine kreative assoziative Methode für die Unterstützung der Auseinandersetzung der TN mit ihrem derzeitigen Stand im Berufsalltag; Möglichkeit, emotionale Stimmungen zu artikulieren.	»Affentheater« (angelehnt an die Methode »Hühnerhof« in Herold 2001)/Kopie »Affentheater« für alle TN
5 Min.	Vergabe der vorbereiteten Ordner an die TN sowie Erläuterung einer möglichen Strukturierung der Ordnerinhalte, um eine Aufbewahrung und Strukturierung der Seminar- und Projektunterlagen zu erleichtern.	DV/pro TN ein Ordner
10 Min.	Folienvortrag: »Schmerz im Alter«; Auseinandersetzung mit dem Thema; Klärung offener Fragen; Verteilen der Folienausdrucke für alle Vorträge.	DV/OHP, Folien, Kopien aller Folien für die TN
10 Min.	Erfahrungsaustausch im Plenum: »Wie sind Ihre persönlichen Erfahrungen mit Schmerz im Alter?«, um persönlichen Bezug zum Thema herzustellen und offene Fragen zu klären.	Diskussion/Flipchart mit Fragestellung
10 Min.	Folienvortrag: »Schmerz und Demenz« zur theoretischen Auseinandersetzung mit dem Thema; Klärung offener Fragen.	DV/OHP, Folien
15 Min.	»Was können Indikatoren für ein Schmerzempfinden bei demenziell erkrankten, kommunikationseingeschränkten Menschen sein?« Sammeln der Erfahrungen der TN aus dem Berufsalltag; Wissensgenerierung durch visualisierte Ergebnisdarstellung auf dem Plakat.	Zurufabfrage (Stamm 1999) / Stellwand, leeres Plakat, Moderationskarten, Moderationsstifte
5 Min.	Folienvortrag: »Einführung in das Schmerzassessment und Schmerzmanagement« – Einordnung von Schmerzerkennung und -einschätzung in das Schmerzmanagement.	DV/OHP Folie

Phase/Zeit	Inhalt und Zieldimensionen	Methoden/Medien
25 Min.	Einteilung der TN in zwei Gruppen; Erarbeitung der Fragestellung: »Welche Punkte sollen Ihrer Meinung nach im Rahmen einer Schmerzanamnese ermittelt werden?«; Vorstellen der Ergebnisse; Förderung der individuellen Auseinandersetzung der TN mit den notwendigen Inhalten einer Schmerzanamnese; gemeinsames Sammeln, Darstellen und Präsentieren der Ergebnisse; Förderung der Teamarbeit unter vorgegebenen Rahmenbedingungen; Austausch und Erkenntnis über gleiche und unterschiedliche Ergebnisse aus der Gruppenarbeit.	GA/Überschriftenstreifen mit Fragestellung, Flipchartblätter zur Darstellung der Ergebnisse, Moderationsstifte
15 Min.	Erläuterung zum Schmerzersteinschätzungsbogen (Vergabe des Bogens und der Hinweise zur Handhabung in laminierter Form); Ziel: Verständnis für die Inhalte beider Dokumente.	DV/OHP, Folien, Ersteinschätzungsbogen und Hinweise zur Handhabung
Erarbeitung: Lernerfahrungen 45 Min.	Vorstellung und Bearbeitung des Arbeitsauftrags zum Fallbeispiel »Frau Schulze« in Partnerarbeit. Entwicklung eines Verständnisses für den Arbeitsauftrag; strukturierte Auseinandersetzung mit dem Schmerzassessmentinstrument anhand einer differenzierten Fragestellung; Identifikation mit verschiedenen Rollenbildern (Pflegekraft, Bewohnerin, Angehörige) aus der Praxis.	PA/Arbeitsauftrag, Fallbeispiel, Ersteinschätzungsbogen (Papierform) und Hinweise zur Handhabung
10 Min.	Klärung offener Fragen; gemeinsame Erläuterung der vorgegebenen Fragen aus dem Arbeitsauftrag. Erkenntnis über Schwierigkeiten/Probleme bei der Erarbeitung des Fallbeispiels; Klärung offener Fragen; Austausch der Ergebnisse aus der Fragestellung des Arbeitsauftrags; Sammeln der Ergebnisse.	Diskussion/ausgefüllte Schmerzersteinschätzungsbögen

Tab. 7:
Artikulation zum ersten Seminar – Fortsetzung

Tab. 7:	Phase/Zeit	Inhalt und Zieldimensionen	Methoden/Medien
Artikulation zum ersten Seminar – Fortsetzung	**Sicherung: Anwendung 10 Min.**	Konkretisierung der ersten Praxisphase; Präsentation der Evaluationsbögen, die anonym nach jedem Assessment ausgefüllt werden sollen; terminliche Abstimmung über Begleitgespräche zur Klärung offener Fragen auf den Wohnbereichen. Förderung der Transparenz hinsichtlich der Praxisphase; Klarheit der Anforderungen; von Seiten der Projektleitung verdeutlichen, dass diese die TN unterstützt und für Fragen auch außerhalb der Seminare zur Verfügung steht.	DV/Schmerzersteinschätzungsbögen, Evaluationsbögen, Terminkalender
	10 Min.	Evaluation des Tages unter folgenden Fragestellungen: ● Wie überblicke ich das Thema? ● Habe ich heute etwas Neues gelernt? ● Werde ich Elemente des Gelernten in die Praxis umsetzen können? ● Was hat mir gefehlt? Dient der Reflexion der individuellen Lernergebnisse aus dem Seminar; Abgleich mit Erwartungen an die Inhalte des Seminars; Möglichkeit, Lob und Kritik an die Dozenten weiterzugeben; Sammeln der Evaluationsergebnisse.	Gruppengespräch/Fragestellungen auf Überschriftenstreifen
	5 Min.	Verabschiedung der TN	Gruppengespräch

4.2.1.1 Arbeitsmaterial: Erwartungshorizont zur Zurufabfrage

Indikatoren für Schmerzempfinden

»Was können Indikatoren für ein Schmerzempfinden bei demenziell erkrankten, kommunikationseingeschränkten Menschen sein?«

● aggressive Verhaltensweisen,
● Schreien, Stöhnen,
● ein veränderter Gesichtsausdruck,
● Schonhaltungen, ängstliche Abwehr während der Pflege,
● erschwerte Mobilisation, Appetitverminderung,
● Schlafstörungen, Schlaflosigkeit,
● veränderter Kontaktfähigkeit,

68

- angespannter Ausdruck,
- verkrampfte Haltung,
- beschleunigter Sprachzerfall,
- unsicheres Gehen,
- zunehmende Bewegungsunlust,
- häufige Stürze,
- verstärkter Rückzug,
- Verschlechterung des Allgemeinzustands,
- veränderter Atemrhythmus,
- Appetitlosigkeit,
- Tachykardie,
- erhöhter Blutdruck,
- Unruhe, Schreien,
- Anklammern,
- ständiges Läuten,
- Ratlosigkeit, Verwirrtheit.

4.2.1.2   Arbeitsmaterial: Fallbeispiel 1 – Frau Schulze

Arbeitsauftrag zur Erarbeitung des Ersteinschätzungsbogens anhand des Fallbeispiels 1:
Finden Sie sich zu zweit zusammen und lesen Sie sich zuerst einmal das Fallbeispiel in Ruhe durch. Überlegen Sie sich danach, wer in einem ersten Einschätzungsgespräch die Rolle von Frau Schulze (Bewohnerin) übernimmt und wer im zweiten die Rolle von Frau Ahrens (deren Tochter). Der andere besetzt jeweils die Rolle der Pflegekraft. Beginnen Sie mit dem Interview zur Selbsteinschätzung durch den Bewohner. Versuchen Sie, den Bogen im Rahmen eines Gesprächs auszufüllen. Tauschen Sie dann die Rollen und versuchen Sie, anhand eines Gesprächs zwischen Frau Ahrens und der Pflegekraft die Fremdeinschätzung durch die Bezugsperson auszufüllen. Orientieren sie sich dabei an den Informationen aus dem Fallbeispiel, zusätzliche Details können Sie jeweils kreativ aus Ihrer Rolle heraus hinzufügen. Füllen Sie abschließend gemeinsam die Fremdeinschätzung durch die Bezugspflegekraft aus und beantworten Sie dann folgende Fragen:

- Fehlen Ihrer Ansicht nach Aspekte zur Schmerzersteinschätzung, die auf dem Bogen noch verzeichnet werden müssten?
- Unter welchen Voraussetzungen wird es besonders einfach sein, den Bogen auszufüllen, welche Bedingungen erschweren das Ausfüllen des Schmerzersteinschätzungsbogens durch die Pflegekraft?
- Was schätzen Sie, wie viel Zeit Sie für das Ausfüllen des Schmerzersteinschätzungsbogens im Arbeitsalltag einräumen müssen?

Für die Bearbeitung des Arbeitsauftrags stehen Ihnen 45 Minuten zur Verfügung.

Bei Fragen wenden Sie sich bitte an uns.

Erarbeitung des Ersteinschätzungsbogens anhand Fallbeispiel 1

Fallbeispiel 1:

Frau Anne Schulze, 87 Jahre alt, ist seit 20 Jahren Witwe und wohnte zehn Jahre im Haus ihrer Tochter und ihres Schwiegersohns, die kinderlos sind. Die letzten vier Jahren wurde sie von ihrer Tochter, Frau Ahrens, gepflegt, nachdem sie sich nach einer Oberschenkelhalsfraktur rechts nicht mehr richtig erholt hatte und bettlägerig wurde. Derzeit ist sie in Pflegestufe II. Sie kommt in einem sehr schlechten Allgemeinzustand als neue Bewohnerin zu Ihnen auf den Wohnbereich, da ihre Tochter schwer erkrankt ist und sie deshalb zu Hause nicht mehr pflegen kann. Im Anschluss an eine zweiwöchige Eingewöhnungsphase möchten Sie als betreuende Pflegekraft das Schmerzassessment erstellen, da Ihnen nach einem ersten Screening bewusst wurde, dass Frau Schulze unter starken Schmerzen leidet.

Die auffallend kleine, sehr scheue Frau hat das Gesicht eines gealterten Kindes. Eine schwere Verkrümmung ihrer Brustwirbelsäule (laut Diagnose: Skoliose nach Kinderlähmung), an der sie schon seit ihrer Kindheit leidet, lässt sie noch kleiner erscheinen, als sie tatsächlich ist. Medizinisch bietet sie laufend Grund zur Sorge. Ihre schlechte Nierenleistung (laut Diagnose: Niereninsuffizienz) führt immer wieder dazu, dass sie Wasser einlagert, außerdem leidet sie unter chronischen Harnwegsinfekten. Der Blutdruck ist seit Jahren erhöht (laut Diagnose: arterielle Hypertonie) und das Herz ist stark geschwächt (laut Diagnose: Herzinsuffizienz). Gegen die Schmerzen bekommt sie 3-mal täglich und bei Bedarf 20 Tropfen Novalgin®. Frau Schulze ist aufgrund ihrer Wirbelsäulenverkrümmung und seit der Oberschenkelhalsfraktur vor vier Jahren bettlägerig und wird zweimal täglich auf Ihrem Bereich für eine Stunde in einen Stuhl mobilisiert. Sie ist urin- und stuhlinkontinent und hat einen suprapubischen Katheter. Seit drei Jahren wird sie zunehmend vergesslicher. Ihr Hausarzt attestierte ihr eine »vaskuläre Demenz«. Sie ist zeitlich und örtlich nicht orientiert. Insgesamt erfahren Sie Frau Schulze als sehr bescheiden und in sich gekehrt. Ihre Tochter und deren Mann erkennt sie noch, sie spricht allerdings mit ihnen so, als ob sie noch bei ihnen leben würde. Bei der Lagerung und insbesondere der Mobilisation in den Stuhl leidet sie unter starken Schmerzen, die sich darin äußern, dass sie sich krampfhaft an den Pflegekräften festhält und Stöhnlaute von sich gibt. Nach Angabe der Tochter gehen diese Schmerzen wahrscheinlich von der Wirbelsäule aus und verteilen sich über den ganzen Oberkörper. Zumindest hatte ihre Mutter diese Art der Schmerzen damals, als sie sie noch beschreiben konnte, immer so dargestellt. Bei sehr feuchtem Wetter schmerzt sie zusätzlich die Narbe am rechten Oberschenkel, was sich dadurch äußert, dass sie nicht auf diese Seite gelagert werden möchte. Geschieht dies trotzdem, rutscht sie wieder auf den Rücken zurück. In der Seitenlage stöhnt sie die ganze Zeit. Die Tochter gab den Hinweis auf die Narbenschmerzen bei schlechtem Wetter. Da Frau Schulze momentan wieder unter einer Harnwegsinfektion leidet, die von einem subfibrilen Fieber begleitet wird, ist sie schwach, bietet keine Unterstützung bei der Mobilisation und zeigt auf direkte Frage des Pflegepersonals nach Schmerzen auf ihren Oberbauch. Dass sie Schmerzen haben könnte, erkennen die Pflegekräfte daran, dass sie bei einem Lagewechsel oder bei der Pflege das Gesicht verzieht oder Stöhnlaute unterschiedlicher Lautstärke von sich gibt. Erkundigt sich die Pflegekraft nach der Ursache des Stöhnens oder ob sie Schmerzen habe, gibt Frau Schulze meistens keine Antwort.

Sie schläft viel und sagt immer wieder, dass sie keinen richtigen Appetit habe, wenn das Essen für sie vorbereitet wird. Zu den Mahlzeiten nimmt sie nur Puddings und Joghurts zu sich. Die kann sie allein essen. Ihre Lieblingsspeise ist Vanillepudding mit pürierten Früchten, das betont sie bei jeder Mahlzeit.

Frau Ahrens, die Tochter, berichtet Ihnen, dass sie im letzten halben Jahr nicht mehr die Kraft hatte, ihre Mutter regelmäßig aus dem Bett zu holen, insbesondere habe es ihr immer sehr leid getan, wenn ihre Mutter bei der Lagerung oder auch der Mobilisation vor Schmerzen gestöhnt hat. Auf Ihre Nachfrage schätzt sie das Schmerzmaß bei ihrer Mutter bei Bewegungen auf 8/VAS (VAS: visuelle Analogskala) und in Ruhe, wenn sie ganz entspannt auf der linken Seite liegen darf, auf 4/VAS. Frau Ahrens, die sehr gern und detailreich über die Pflege ihrer Mutter berichtet, gibt an, dass ihre Mutter sich nie direkt zu ihren Schmerzen geäußert habe, dass sie diese also an ihrer Mimik ablesen musste. Überhaupt habe ihre Mutter nie geklagt, sondern alles eher über sich ergehen lassen. Seit ca. zwei Jahren hätten die Schmerzen bei ihr aber zugenommen, so dass der Hausarzt ihr 3-mal täglich und bei Bedarf 20 Tropfen Novalgin® verschrieben hätte. In der linken Seitenlage ist Frau Schulze nach Angaben der Tochter meistens schmerzfrei. Allerdings bekommt sie dann nach ca. 1,5 Stunden häufig nur noch schwer Luft. Wenn sie wieder unter einem Harnwegsinfekt litt, dann habe das auch Einfluss auf ihr Ess- und Trinkverhalten genommen. Sie schlafe dann immer sehr viel und würde nur wenig trinken und essen. Am zufriedensten sei Frau Schulze, so ihre Tochter, wenn sie sich im Fernsehen einen Heimatfilm ansehen könnte.

Lösungsvorschlag für den Arbeitsauftrag zu Fallbeispiel 1:
Grundsätzlich bleibt zu beachten, dass bei der Ergebnisdarstellung im Plenum die Ergebnisse aus dem Ersteinschätzungsbogen Abweichungen aufweisen können, je nachdem, wie lebhaft die Teilnehmer im Rahmen des Arbeitsauftrags die Rollen ausgestaltet haben. Im Folgenden sind die Ergebnisse als grober Lösungsumriss dargestellt.

Tab. 8:
Lösungsvorschlag für
das Ausfüllen der
Schmerz-
ersteinschätzung bei
Fallbeispiel 1

Stammdaten:
(auszufüllen von der Bezugspflegekraft)

Datum der Einschätzung: (hier nicht erforderlich)	Name der Bewohnerin/des Bewohners: Frau Anne Schulze

Wohnbereich/Zimmernummer: (hier nicht erforderlich)	Geburtsdatum: (hier nicht erforderlich)

Diagnosen:

- Skoliose nach Kinderlähmung
- Z. n. OSH-Fraktur
- Niereninsuffizienz
- Chronische Cystitis
- Art. Hypertonie
- Herzinsuffizienz
- Vaskuläre Demenz

Medikation (Präparat/Dosis):

Schmerzmedikation:
Novalgin® Trpf. 15–15–15–0

Bedarfsmedikation:
Novalgin® Trpf.

Name Bezugspflegekraft: (hier Name des Teil-nehmers)	Name Bezugsperson: (Person, welche die Fremd-einschätzung vornimmt) Frau M. Ahrens (Tochter) Tel.: (hier nicht erforderlich)	Name betreuender Arzt: Tel.:

Selbsteinschätzung durch die Bewohnerin/den Bewohner:
(auszufüllen von der Bezugspflegekraft gemeinsam mit der Bewohnerin/dem Bewohner; falls Fragen nicht adäquat beantwortet werden, bitte vermerken)

Leiden Sie unter Schmerzen?	☐ ja ☐ nein Bemerkungen: Keine konkrete Antwort

Seit wann leiden Sie unter Schmerzen?	☐ ja ☐ nein Bemerkungen: Keine konkrete Antwort

Seit wann leiden Sie unter Schmerzen?	Keine konkrete Antwort Wo sitzt der Schmerz genau?

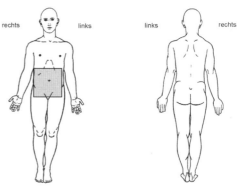

Frau Schulze zeigt auf konkrete Nachfrage hin im Moment immer auf den Bauch.

			Tab. 8:
Haben Sie immer Schmerzen?	☐ ja ☐ nein Bemerkungen: Keine konkrete Antwort		Lösungsvorschlag für das Ausfüllen der Schmerz- ersteinschätzung bei Fallbeispiel 1 – Fortsetzung
Wie stark sind die Schmerzen … (jeweils Stufe der Ein- schätzung nach VRS eintragen)	**… in Ruhe?** Keine konkrete Antwort	**… bei Bewegungen?** Keine konkrete Antwort	
Was löst die Schmerzen aus?	Keine konkrete Antwort		
Was lindert die Schmer- zen?	Keine konkrete Antwort		

Fremdeinschätzung durch die Bezugspflegekraft und die Bezugsperson
(auszufüllen durch die Bezugspflegekraft sowie durch die Bezugsperson unter
Anleitung der Bezugspflegekraft)

	Bezugspflegekraft	**Bezugsperson**
Leidet sie/er unter Schmerzen?	☒ ja ☐ nein Bemerkungen: keine	☒ ja ☐ nein Bemerkungen: Wenn Mutter liebevoll ge- pflegt wird, zeigt sie keine Schmerzäußerungen.
Seit wann leidet sie/er unter Schmerzen?	• seit frühester Kindheit • bei akuter Cystitis • Narbenschmerzen rechte Hüfte bei nassem Wetter	Immer schon.
Wo sitzt der Schmerz genau?		
Hat sie/er immer Schmerzen?	☒ ja ☐ nein Bemerkungen: keine	☐ ja ☒ nein Bemerkungen: Mutter hat Schmerzen beim Lagewechsel und beim Aufstehen.
Wie schätzen Sie die Intensität der Schmer- zen bei ihr/ihm ein? (jeweils Stufe der Ein- schätzung nach GRS eintragen)	**Schmerzmaß bei Bewegungen:** **Schmerzmaß in Ruhe:** Bemerkungen: Noch nicht genau ermittelbar.	**Schmerzmaß bei Bewegungen:** 8 (VAS) **Schmerzmaß in Ruhe:** 4 (VAS) Bemerkungen: Tochter verwendete eine VAS (visuelle Analogskala).

Tab. 8:
Lösungsvorschlag für das Ausfüllen der Schmerzersteinschätzung bei Fallbeispiel 1 – Fortsetzung

Was löst die Schmerzen aus?	• Lagerungswechsel • Mobilisation • feuchtes Wetter	• Lagerungswechsel • Mobilisation • feuchtes Wetter
Was lindert die Schmerzen?	Nicht bekannt	Nicht bekannt
Wie drückt sie/er die Schmerzen aus?	Verbal: Stöhnen Nonverbal (Blick, Mimik): Bewohnerin verzieht das Gesicht.	Verbal: Mutter sagte nur ganz selten, dass sie Schmerzen hat. Nonverbal (Blick, Mimik): Verzieht das Gesicht beim Lagerungswechsel und beim Aufstehen aus dem Bett.
Nimmt sie/er eine Schonhaltung ein?	☐ ja ☒ nein Bemerkungen: Bei der vorliegenden Wirbelsäulenverkrümmung jedoch schwer zu beurteilen.	☐ ja ☒ nein Bemerkungen: keine
Zeigt sie/er bei der Pflege Abwehrreaktionen?	☒ ja ☐ nein Bemerkungen: Frau Schulze klammert sich bei der Mobilisation/Lagerung an Pflegekräften fest.	☐ ja ☒ nein Bemerkungen: Die Mutter hat immer alles über sich ergehen lassen.
Zeigt sie/er bei der Mobilisation Abwehrreaktionen?	☐ ja ☒ nein Bemerkungen: Nicht bekannt.	☐ ja ☒ nein Bemerkungen: Nicht genannt.
Wie reagiert sie/er bei der Pflege schmerzhafter Zonen?	Bewohnerin verzieht das Gesicht, stöhnt manchmal dabei.	Mutter zeigt kaum Schmerzreaktionen, manchmal stöhnt sie ein wenig.
Äußert sie/er sich während der Pflege verbal zu den Schmerzen?	Nur auf direkte Ansprache in Bezug auf die Schmerzen im Bauch (wird nicht konkretisiert).	Ganz selten sagte sie von sich aus, dass sie Schmerzen hatte.
Haben die Schmerzen bei ihr/ihm Einfluss auf die folgenden Aktivitäten?		
• **Appetit/Essverhalten**	☒ ja ☐ nein Bemerkungen: Bei akuter Cystitis.	☒ ja ☐ nein Bemerkungen: Sie isst weniger.
• **Schlaf**	☒ ja ☐ nein Bemerkungen: Verzieht das Gesicht bei der Lagerung und Mobilisation, stöhnt.	☐ ja ☐ nein Bemerkungen: Keine Angaben

• Bewegungen	□ ja □ nein Bemerkungen: Verzieht das Gesicht bei der Lagerung und Mobilisation, stöhnt.	□ ja □ nein Bemerkungen: Tochter hat sich im letzten Jahr nicht mehr getraut, ihre Mutter aus dem Bett zu nehmen, weil sie dabei immer so stöhnte.	**Tab. 8:** Lösungsvorschlag für das Ausfüllen der Schmerzersteinschätzung bei Fallbeispiel 1 – Fortsetzung
• Kommunikation/ Kontaktfähigkeit	□ ja □ nein Bemerkungen: Unklar, da Frau Schulze allgemein sehr wenig redet.	□ ja □ nein Bemerkungen: Nicht genannt. Abschließende Bemerkungen: keine	

Abschließende Bemerkungen:
keine

4.2.2 Zweites Seminar

Der zweite ganztägige Schulungstag in der 6. Woche (▶ **Tab. 9**) ist in Anlehnung an den persönlichkeitsentwickelnden didaktischen Ansatz von Anne-Marie und Reinhard Tausch (Martens/Sander/Schneider 1996, S. 51–54) strukturiert. Das Thema des Tages lautet: »Reflektion der praktischen Arbeitsphase und Erarbeitung der Handhabung des ECPA-Bogens«. Das Motto des Tages wird von Hugo von Hoffmannsthal übernommen: »Nicht: vieles zu kennen, aber: vieles miteinander in Berührung zu bringen ist eine Vorstufe des Schöpferischen«. Durch dieses Motto soll den Teilnehmern verdeutlicht werden, dass professionelles Pflegehandeln auch dadurch bestimmt wird, dass neue Erkenntnisse oder neue Lernelemente in angebotenen Seminaren bzw. Schulungen immer nur einen Teilbereich ihres beruflichen Handelns darstellen können. Diese sind in den Pflegeprozesses zu integrieren und können dann das eigene kreative pflegerische Handeln unterstützen. Die Wahl des didaktischen Konzeptes für den Schulungstag unterstützt die Persönlichkeitsentwicklung der Lernenden, die bereits in der Einstiegsphase die Möglichkeit haben, sich spontan zu den vorgestellten Inhalten und Arbeitsaufträgen zu äußern. Die zu bearbeitenden Teilaufgaben stehen in einem direkten Zusammenhang mit der konkreten Schulungssituation. Die Lehrenden verstehen sich in diesem didaktischen Konzept überwiegend als Helfer und Berater, treten weitgehend zurück und ermöglichen dadurch den Lernenden, sich frei und eigenständig zu entwickeln. Zu den Aktivitäten der Lernenden gehören vor allem das »Versuch- und Irrtumlernen«, spontane Äußerungen persönlicher Gedanken und Empfindungen und das gemeinsame Planen und Festlegen der zukünftigen Arbeit.

Die Phase des Einstiegs wird bei Tausch/Tausch als *Arbeitsbeginn* bzw. *persönliches Kennenlernen* der Aufgabe bezeichnet. Nach den einführenden Elementen (Begrüßung, Vorstellung von Thema, Motto und Ta-

Persönlichkeitsentwickeln der Ansatz nach Tausch/Tausch

Einstiegsphase

75

gesordnungspunkten, meditativer Einstieg, Evaluation des Praxiseinsatzes des Schmerzersteinschätzungsbogens und konstruktive Kritik an dessen Handhabung) werden die Teilnehmer mit Unterstützung eines Vortrags an das Problem der »Pflege eines demenziell erkrankten, kommunikations-eingeschränkten Menschen mit Schmerzen im Pflegeprozess« herangeführt. Im Rahmen der Präsentation der Tagesordnungspunkte werden den Teilnehmern die geplanten Teilaufgaben bereits vorgestellt, die im Anschluss die Phase der Erarbeitung kennzeichnen. An dieser Stelle sei vorweggenommen, dass die Strukturierung des Tages nur in Anlehnung an das didaktische Konzept von Tausch/Tausch geplant ist. Denn es ist davon auszugehen, dass die Teilnehmer damit überfordert wären, wenn sie intuitive Lösungsversuche oder die zukünftige Arbeit gemeinsam mit den Projektleitern planen sollen. Die Lehrenden sollten sich an den Grundsatz von Tausch/Tausch halten, dass die Lernenden bei jedem Lernschritt die Möglichkeit haben, ihren spontanen, persönlichen Gedanken und Gefühlen Ausdruck zu verleihen. Das verhält sich kongruent zu den konstruktivistisch-didaktischen Grundsätzen, die allen Schulungseinheiten übergeordnet sind. Die Schulung orientiert sich des Weiteren an dem konkreten Arbeitsumfeld der Teilnehmer.

Erarbeitungsphase   Die Erarbeitungsphase wird bei Tausch/Tausch als ein *fachgerechtes Erarbeiten und Untersuchen der Teilaufgaben* bezeichnet. In diesem Rahmen soll nach der Bekanntgabe der Inhaltsschwerpunkte, die angelehnt an den Pflegeprozess in kurzen Sequenzen im Wechsel zu einer Erarbeitung der Teilaufgaben stehen, mit den Teilnehmern gemeinsam überlegt werden, ob sie mit der Art der zu erfüllenden Arbeitsaufträge einverstanden sind. Bei der Ermittlung verschiedener Indikatoren für die Erfassung von Schmerzen im Hinblick auf die vorgegebene Bewohnerzielgruppe und der Erarbeitung eines Fallbeispiels für eine konstruktive Auseinandersetzung mit dem ECPA-Bogen sollen ein abstrahierendes und schlussfolgerndes Denken gefördert und die Lernenden im Formulieren neuer Erkenntnisse unterstützt werden. Dabei leisten die Lehrenden in jeder Arbeitsphase eine individuelle Betreuung der Lernprozesse und bieten auf Wunsch Hilfe und fachliche Unterstützung an. Alle benötigten Materialien zur Erarbeitung der Arbeitsaufträge werden zur Verfügung gestellt. Die Ermittlung der differenzierten Schmerzindikatoren unterstützt die Sensibilisierung der Pflegekräfte im Hinblick auf eine geschärfte Wahrnehmung gegenüber der Bewohnerzielgruppe. Die Erarbeitung des Fallbeispiels unterstützt die Vorbereitung auf den nachfolgenden Praxisauftrag, bei dem die Teilnehmer dazu angehalten werden, an zwei ausgewählten und bereits bekannten Bewohnern über einen vorgegebenen Zeitraum den ECPA-Bogen auszuprobieren.

Sicherungsphase   In der letzten Phase der Schulung, der Sicherung (bei Tausch/Tausch auch als abschließendes oder weiterführendes Klären, Ordnen, Verwerten und Anwenden bezeichnet), können die Teilnehmer persönliche Gedanken im Rahmen der »Klärung offener Fragen, Diskussion« an das Plenum weitergeben. Die Lernenden stellen im Anschluss ihre Arbeitsergebnisse aus der Fallarbeit vor und erläuterten sie. Durch die anschließende Erarbeitung der Pflegeplanung anhand der Informationen aus dem Fallbeispiel soll das Schmerzassessment allgemein, insbesondere aber der Schmerzersteinschätzungsbogen sowie der ECPA-Bogen dem Pflegeprozess zugeordnet werden. Dabei können die Informationen und die Materialien aus der Schulung genutzt werden. Durch die Besprechung des letzten Arbeitsauftrags wird ein Überblick über das Erarbeitete gegeben und gemeinsam die Relevanz für die Pflegepraxis ermittelt.

Der letzte Arbeitsauftrag (Erstellung einer konkreten Pflegeplanung im Hinblick auf das Fallbeispiel) soll den Teilnehmern verstehen helfen, wie sie das Gelernte konkret in ihrem Arbeitsalltag umsetzen können. Zugleich dient es der Reflexion der erworbenen Kenntnisse, die bei dem anschließenden Praxisauftrag direkt erprobt werden können. Die abschließende kreativ-assoziative Evaluationsmethode »Abschiedsgeologie« ermöglicht es den Lernenden, ihren am Seminartag erworbenen Wissensstand mit Unterstützung vorgegebener Fragestellungen bildlich darzustellen. Dabei wird ihnen zugleich die Möglichkeit geboten, sich kritisch-konstruktiv zum Gruppenprozess, den diversen Lernarrangements oder dem methodisch-didaktischen Vorgehen der Lehrenden zu äußern.

Tab. 9:
Artikulation zum zweiten Seminar

Datum: Woche 6
Zeitrahmen: 8:30–16:30 Uhr
Dozenten: Meike Schwermann/Markus Münch
Thema: Reflexion der praktischen Arbeitsphase und Handhabung des ECPA-Bogens
Motto: »Nicht: vieles zu kennen, aber: vieles miteinander in Berührung zu bringen ist eine Vorstufe des Schöpferischen.« (Hugo von Hofmannsthal)
Tagesziel: Konstruktive Auseinandersetzung mit dem Schmerzersteinschätzungsbogen, Auseinandersetzung mit und Verständnis für eine systematische Schmerzerfassung sowie die Handhabung des ECPA-Bogens
Integrierter Ansatz: persönlichkeitsentwickelndes Konzept nach Tausch und Tausch

Abkürzungen:
DZ = Dozentin/Dozent
TN = Teilnehmer
DV = Dozentenvortrag
EA = Einzelarbeit
PA = Partnerarbeit
GA = Gruppenarbeit

Phase/Zeit	Inhalt und Zieldimensionen	Methoden/ Medien
Einstieg: Arbeitsbeginn, persönliches Kennenlernen der Aufgabe 10 Min.	Begrüßung der TN; Vorstellung des Themas, des Tagesmottos sowie der Tagesordnungspunkte (TOPs), um eine angenehme Lernatmosphäre für die TN schaffen sowie Transparenz bezüglich der Seminargestaltung zu ermöglichen.	DV/Flipchart, Mottowolke

Phase/Zeit	Inhalt und Zieldimensionen	Methoden/ Medien
10 Min.	Meditativer Einstieg: Auf einem Tisch werden doppelt so viele Motivpostkarten wie Mitglieder der Veranstaltung ausgelegt; den TN wird angeboten, sich eine ihnen besonders zusagende Postkarte auszusuchen und im Anschluss im Plenum das Motiv sowie eventuell die Gründe für die Auswahl zu erläutern; die DZ nehmen ebenfalls teil. Diese Art der Besinnung unterstützt die TN, Abstand zu ihrem Alltagsgeschäft zu gewinnen und sich durch die Auseinandersetzung mit einem ausgewählten Motiv auf die neue Umgebung einzulassen. Da die TN im Anschluss die ausgesuchte Postkarte mitnehmen können, hat diese Methode zusätzlich einen (positiven) Erinnerungscharakter.	»Bilderreise« (angelehnt an die Methode »Bunter Bilderbogen« in Greving, Paradies 2000)/Postkarten mit schönen Motiven, CD-Spieler, ruhige Musik
20 Min.	Beantwortung folgender Fragen zur Bewertung des Einsatzes des Schmerzersteinschätzungsbogens: • Welche positiven Erfahrungen haben Sie mit dem Bogen und dessen Einsatz gemacht? • Welche negativen Erfahrungen haben Sie mit dem Bogen und dessen Einsatz gemacht? • Welche Anregungen und Verbesserungsvorschläge haben Sie im Hinblick auf den Bogen und dessen Einsatz? Dient der Evaluation des Schmerzersteinschätzungsbogens im Hinblick auf seine Praktikabilität.	Zurufabfrage/ Plakat, Moderationskarten, Überschriftenstreifen mit den Fragestellungen
5 Min.	Klärung verbliebener offener Fragen in Bezug auf das Thema der Schmerzersteinschätzung. Alle Fragen werden aufgenommen und erläutert; die TN sollen keine Hemmungen haben, ihre Fragen zu stellen oder Unsicherheiten im Umgang mit dem Ersteinschätzungsbogen darzustellen.	»Reste sammeln« (angelehnt an Muster-Wäbs 2000)

Tab. 9: Artikulation zum zweiten Seminar – Fortsetzung

Phase/Zeit	Inhalt und Zieldimensionen	Methoden/ Medien
10 Min.	Darstellung unterschiedlicher Skalen zur Erfassung der Schmerzintensität, die bei demenziell erkrankten Menschen, aber auch generell eingesetzt werden können; Verteilen der Folienausdrucke für alle Vorträge. TN wird verdeutlicht, welche unterschiedlichen Skalen es gibt, inwiefern diese hilfreich beim Erfassen akuter Schmerzen bei demenziell erkrankten, kommunikationseingeschränkten Menschen sein können und was bei der Anwendung zu beachten ist.	Menschen sein können und was bei der Anwendung zu beachten ist. DV/OHP, Folien, Kopien aller Folien für die TN
10 Min.	Beginn der Präsentation der »Pflege eines demenziell erkrankten, kommunikationseingeschränkten Menschen mit Schmerzen im Pflegeprozess«; kurze Darstellung des visualisierten Pflegeprozesses, der die Tagesstruktur ausmachen wird; Erläuterungen zur »Informationssammlung«. Die TN erfahren, dass die Pflege eines Menschen aus der Zielgruppe im Pflegeprozess systematisch und zielgerichtet erfasst und geplant werden muss; den TN soll deutlich werden, welche Elemente des Pflegeprozesses sie bis zu diesem Zeitpunkt bereits im Rahmen des Projekts erarbeitet haben.	DV/Plakat: visualisierter Pflegeprozess, Folien
Erarbeitung: Fachgerechtes Erarbeiten und Untersuchen der Teilaufgaben 5 Min.	Darstellung der Schmerzindikatorgruppen, die in diversen Studien ermittelt wurden. Mehrdimensionale Auseinandersetzung mit differenzierten Ausdrucksformen des Schmerzes insbesondere im Hinblick auf die Zielgruppe.	DV/OHP, Folien
40 Min.	Vorstellung und Erarbeitung des Arbeitsauftrags zur Ermittlung differenzierter Schmerzindikatoren in Partnerarbeit; die Gruppenfindung erfolgt selbständig. Dient der Auseinandersetzung mit den verschiedenen Wahrnehmungen, die im Zusammenhang mit Schmerzen bei der gegebenen Zielgruppe zutreffen können; durch die Partnerarbeit wird eine Perspektivverschränkung ermöglicht.	PA/Arbeitsauftrag I
15 Min.	Präsentation der Arbeitsergebnisse; Vervollständigung der erarbeiteten Tabellen.	Vortrag/Diskussion/ausgefüllte Tabellen

Tab. 9: Artikulation zum zweiten Seminar – Fortsetzung

Phase/Zeit	Inhalt und Zieldimensionen	Methoden/Medien
Tab. 9: Artikulation zum zweiten Seminar – Fortsetzung		
10 Min.	Vorstellen einer Tabelle mit differenzierten Schmerzindikatoren, die aus verschiedenen Studien zusammengetragen wurden; Abgleich mit den Ergebnissen aus der Erarbeitung. Dient der Erweiterung des Wissens zu den Schmerzindikatoren; die Intention dieses Verfahrens liegt nicht darin, den TN ihre Fehlbarkeit zu verdeutlichen, sondern ihnen bewusst zu machen, wie vielfältig die Äußerungen von Schmerz bei der Zielgruppe sind und welche Schwierigkeiten es den Pflegenden bereiten kann, diese Äußerungen von psychischen Verhaltensauffälligkeiten zu unterscheiden; zudem soll den TN wiederholt die Notwendigkeit eines systematischen und zielgerichteten Schmerzassessments verdeutlicht werden.	DV/Lösungsvorschlag zum Arbeitsauftrag I (DNQP 2004)
10 Min.	Die TN werden dazu aufgefordert zusammenzutragen, zu welchen Zeitpunkten die Verhaltensweisen für sie am ehesten ermittelbar sind; Fragestellung: »Wann können Sie die Schmerzindikatoren am ehesten ermitteln?« Dient der Ermittlung von Zeitpunkten, die stark an die Dimensionen des ECPA-Bogens angelehnt sind.	Zurufabfrage mit anschließendem Clustern/Fragestellung auf Plakat, Moderationskarten
5 Min.	Darstellung der physiologischen Schmerzindikatoren. Den TN sollen die physiologischen Beobachtungsmerkmale im Zusammenhang mit Schmerzen deutlich werden.	DV/Folien
5 Min.	Darstellung möglicher Ursachen chronischer Schmerzen für die »Informationssammlung« im Rahmen des Pflegeprozesses. Dient der Verdeutlichung, wie wichtig es ist, die möglichen Ursachen für Schmerzen ergänzend zu den Beobachtungen herzuleiten.	DV/Folien

Phase/Zeit	Inhalt und Zieldimensionen	Methoden/ Medien
20 Min.	Ermittlung der Pflegediagnose; Sinn und Zweck der Pflegediagnosen für die Altenpflege (nach Ehmann, Völkel 2004); Pflegediagnose chronischer Schmerz; Ermittlung der Pflegeziele im Pflegeprozess und beispielhafte Darstellung derselben; Konkretisierung der schmerzbezogenen Interventionen im Rahmen der Planung von Pflegemaßnahmen. Fördert das Bewusstsein der TN für die Notwendigkeit der Pflegediagnose im Allgemeinen sowie im Besonderen bei chronischen Schmerzen; Verdeutlichung, welche Pflegeziele im Hinblick auf die Pflege eines demenziell erkrankten, kommunikationseingeschränkten Menschen mit Schmerzen in Frage kommen könnten; Bewusstsein der TN für die verschiedenen Möglichkeiten, Pflegemaßnahmen bei der vulnerablen Personengruppe zu planen.	DV/Folien
15 Min.	Präsentation der Durchführung von Pflegemaßnahmen am Beispiel des ECPA-Bogens; Erläuterung des ECPA-Bogens sowie der Hinweise zur Handhabung und der Verlaufsdokumentation; Klärung offener Fragen. Unterstützt eine erste kritische Auseinandersetzung mit dem ECPA-Bogen sowie den Hinweisen zur Handhabung; Klärung offener Fragen.	DV/ECPA-Bogen, Hinweise zur Handhabung und Verlaufsdokumentation in laminierter Form
50 Min.	Vorstellung und Bearbeitung des Arbeitsauftrags zur fallbezogenen Anwendung des ECPA-Bogens in Partnerarbeit. Anhand des zu erarbeitenden Fallbeispiels erhalten die TN die Möglichkeit, sich mit dem ECPA-Bogen auseinanderzusetzen und ihn auszuprobieren; dabei erarbeiten sie einen ersten Score, der verdeutlichen wird, wie subjektiv die Einschätzung der Verhaltensauffälligkeiten sein kann; die TN erlangen Sicherheit im Umgang mit dem ECPA-Bogen, insbesondere im Hinblick auf die kommende Praxisphase.	PA/Arbeitsauftrag II: Fallbeispiel, ECPA-Bögen (Papierform) und Hinweise zur Handhabung

Tab. 9: Artikulation zum zweiten Seminar – Fortsetzung

Phase/Zeit	Inhalt und Zieldimensionen	Methoden/ Medien
Sicherung: Abschließ- endes oder weiter- führendes Klären, Ordnen und Anwenden 30 Min.	Auswertung der Fragen des Arbeitsauf- trags; Scorevergleich; Klärung offener Fra- gen; Diskussion unter folgender Fragestel- lung: »Welches Item haben Sie aus welchen Gründen angekreuzt?« Die Ergebnisse der Partnerarbeit wer- den unterschiedlich ausfallen; daran soll die Individualität der Beobachtungen auf- gezeigt und die Notwendigkeit vermittelt werden, dass nur eine Bezugspflegekraft für das Ausfüllen des Bogen zuständig ist, da verschiedene Einschätzungen zu Fehl- interpretationen führen können.	Gruppengespräch, Diskussion/Ausge- füllte ECPA-Bögen, Flipchartblatt mit Fragestellung
15 Min.	Interpretation, Verwendung und Doku- mentation der Ergebnisse des ECPA-Bo- gens; Darstellung der Evaluationskriterien im Rahmen des Pflegeprozesses in Bezug auf das Fallbeispiel. Die TN erhalten Sicherheit im Hinblick auf die Interpretation der Punktwerte so- wie die Dokumentation; TN erfahren, wie schmerzbezogene Beobachtungen bei ei- nem Bewohner evaluiert werden können, wenn sie zielgerichtet und systematisch geplant wurden.	DV/Folien
30 Min.	Vorstellung und Bearbeitung des Arbeits- auftrags zur Erstellung einer Pflegepla- nung für das Fallbeispiel (ohne fiktive Eva- luation, da diese bereits vorgestellt wurde); die TN werden darum gebeten, dass sie die bereits ausgeteilten Folien nicht verwenden. Zur Sicherung der Inhalte des Seminars sollen die TN selbstständig eine Pflegepla- nung erstellen. Sie sollen die Inhalte des Tages nutzen sowie den ECPA-Bogen und den Schmerzersteinschätzungsbogen in ihre Pflegeplanung einbeziehen. Allge- mein soll verdeutlicht werden, wie wichtig die prozessorientierte Pflege für ein ef- fektives Schmerzmanagement ist.	Erarbeitung einer Pflegeplanung/ Flipchartblatt mit Arbeitsauftrag, Notizblätter

Phase/Zeit	Inhalt und Zieldimensionen	Methoden/ Medien
10 Min.	Präsentation und Diskussion der Ergebnisse aus dem Arbeitsauftrag. Durch die unterschiedlichen Ergebnisse soll den TN verdeutlicht werden, wie vielfältig die Pflegeplanung gestaltet werden kann. In der anschließenden Diskussion wird ihnen noch einmal erläutert, auf welche Besonderheiten sie bei einer systematischen und zielgerichteten Planung zu achten haben und wie die Instrumente in den Pflegeprozess integriert werden können.	Diskussion
25 Min.	Konkretisierung der ersten Praxisphase; Präsentation der Evaluationsbögen, die anonym nach jedem Assessment ausgefüllt werden sollen; terminliche Abstimmung bzgl. der Begleitgespräche zur Klärung offener Fragen auf den Wohnbereichen. Dient der Transparenz hinsichtlich der Praxisphase; Klarheit der Anforderungen, Offenheit der Projektleitung verdeutlichen, dass diese die TN unterstützt und für Fragen auch außerhalb der Seminare zur Verfügung steht.	DV, Gruppengespräch/ Folien, Terminkalender
30 Min.	Tagesevaluation anhand folgender Fragestellungen: • Was ist zur Entfaltung gekommen? • Bin ich auf fruchtbaren Boden gestoßen? • Was ist »im Sande versickert«? • Was ist noch »Schweres« zu bergen? • Was lodert in mir? Die TN haben die Möglichkeit, durch diese kreative und assoziative Evaluationsmethode Kritik an der Durchführung des Seminars, der Haltung der Lehrenden, der Gruppenkonstellation oder der Gestaltung der Rahmenbedingungen zu üben.	Abschiedsgeologie (Herold 2001)/ Plakat: Abschiedsgeologie, Fragestellungen auf Flipchart
10 Min.	Abschiednehmen	Gruppengespräch

Tab. 9: Artikulation zum zweiten Seminar – Fortsetzung

4.2.2.1 Arbeitsmaterial: Lösungsvorschlag zur Erarbeitung differenzierter Schmerzindikatoren

Die Strukturierung und der Lösungsvorschlag zur Erarbeitung differenzierter Schmerzindikatoren lässt sich aus Tabelle 3 sowie der Tabelle »Wahrnehmbare Schmerzindikatoren« im Expertenstandard Schmerzmanagement in der Pflege (DNQP 2004, S. 58 f.) entnehmen.

4.2.2.2 Arbeitsmaterial: Fallbeispiel 2 – Frau Runde

Arbeitsauftrag zur Verwendung des ECPA-Bogens anhand des Fallbeispiels 2:
Lesen Sie zunächst das Fallbeispiel in Ruhe durch. Anschließend werden
Rückfragen zum Text gemeinsam mit den anderen Teilnehmern und den
Dozenten geklärt.

Versuchen Sie anschließend, den ECPA-Bogen anhand des Fallbeispiels
auszufüllen. Überlegen Sie sich bei jedem Item genau, warum Sie den jeweiligen Punktwert angekreuzt haben. Markieren Sie diejenigen Stellen im
Fallbeispiel, welche für Ihre Bewertung ausschlaggebend waren. Machen
Sie sich bitte zudem Notizen zu folgenden Fragestellungen:

- Welche Items waren besonders schwer auszufüllen und warum?
- Unter welchen Umständen ist das Ausfüllen generell erschwert oder
  Ihrer Ansicht nach gar nicht möglich?
- Bei welchen Items benötigen Sie eventuell Unterstützung von Kollegen
  oder anderen Personen?

Für die Bearbeitung des Arbeitsauftrags stehen Ihnen 45 Minuten zur
Verfügung.

Bei Fragen wenden Sie sich bitte an uns.

Viel Erfolg bei der Bearbeitung!

Fallbeispiel 2:
Frau Anni Runde ist 82 Jahre alt und wurde aufgrund ihrer zunehmenden
Pflegebedürftigkeit, bedingt durch eine zunehmende Verwirrung sowie not-
wendige Versorgung zweier Dekubiti, in unser Altenpflegeheim aufgenommen.

Sie ist seit nunmehr 15 Jahren verwitwet und lebte zuletzt bei ihrer
Schwester. Einer ihrer zwei Söhne wohnte ganz in der Nähe. Unter diesen
Umständen war es trotz der seit zwei Jahren zunehmenden Verschlechterung ihrer geistigen Fähigkeiten möglich, dass sie im Hause der Schwester
betreut wurde.

Wegen einer Venenentzündung am rechten Bein musste Frau Runde ins
Krankenhaus eingewiesen werden. Während des dreiwöchigen Krankenhausaufenthalts wurde sie jedoch zunehmend verwirrter. Eine Behandlung
mit Psychopharmaka bewirkte den Rückgang der ständigen Unruhe- und
Verwirrtheitszustände. Doch aufgrund der starken Immobilität in dieser Zeit
bildeten sich zwei Dekubiti, am rechten Trochanter (Grad II) sowie an der
rechten Ferse (Grad I). Eine Schmerzmedikation hat sie nicht bekommen.

Bei der Aufnahme vor drei Tagen ins Altenpflegeheim waren auf dem
Arztbrief von Frau Runde die Diagnosen Osteoporose, fortgeschrittene
vaskuläre Demenz sowie die beiden Dekubiti vermerkt. Die Phlebitis
konnte im Krankenhaus therapiert werden. Frau Runde wirkte depressiv
und antriebslos. Der Dekubitus am rechten Trochanter (weiterhin Grad II)
wird derzeit mit Alginaten und Hydrokolloidplatten versorgt. Nach langer

Zeit der Immobilität im Krankenhaus kann Frau Runde jetzt wieder vermehrt aus dem Bett mobilisiert werden. Sie steht zwar relativ gut, doch nach kurzen Gehstrecken (ca. 5 m) fängt sie schnell an zu stöhnen. Sie wird meist im Rollstuhl aus dem Zimmer herausgefahren.

Immer wieder sagt Frau Runde, dass sie nach Hause wolle. Auf Nachfrage der Pflegekräfte gibt sie an, dass das doch in Oberschlesien sei. In anderen Momenten macht sie sich Sorgen um ihre Zukunft und stellt den Sinn ihres Lebens in Frage. Zudem ruft sie immer wieder nach ihrer Mutter.

Heute Morgen, als die Pflegekraft ins Zimmer kam, war Frau Runde bereits wach und fing an, leise vor sich hin zu stöhnen. Sie lag auf dem Rücken, war sehr unruhig und murmelte mehrmals das Wort »Aufstehen«. Das Aufstehen an sich klappte dann sehr gut, obwohl Frau Runde zunächst sehr panisch wirkte und sich am Kittel der Pflegekraft festhielt. Sie konnte zur Morgentoilette ins Bad gefahren werden. Bei der Intimpflege reagierte sie plötzlich ungewöhnlich aggressiv, schlug die Hand weg, obwohl das Berühren des Dekubitus extra vermieden wurde. Regelrechte Erleichterung schien sich breitzumachen, und die Spannung in ihrem Körper ließ nach, als sie nach der Pflege in den Rollstuhl gesetzt wurde. Beim Frühstück auf ihrem Zimmer aß sie eine halbe Scheibe Brot mit Quark, verbrachte danach die Zeit im Aufenthaltsraum des Wohnbereichs und machte einen zufriedenen Eindruck. Nach einer Stunde im Rollstuhl wurde sie zunehmend unruhig, verzog das Gesicht, stöhnte und versuchte, aus dem Rollstuhl auszusteigen. Sie wurde von den Pflegekräften wieder ins Bett gebracht. Bei der Umlagerung zeigte sie sich erneut sehr panisch, als die Pflegekraft ihren Oberschenkel berührte. Sie schimpfte, wurde sehr wütend und betonte, dass sie immer alle so quälen würden. Nach der Lagerung auf die linke Seite entspannte sie sich zusehends und bedankte sich bei ihren »Helferinnen«. Auf das Mittagessen verzichtete sie wieder einmal und wollte selbst ihren Lieblingsnachtisch nicht essen. Jetzt, in der Mittagspause, liegt Frau Runde in ihrem Bett auf dem Rücken und schläft.

Lösungsvorschlag für den Arbeitsauftrag zu Fallbeispiel 2:
Bei der Erarbeitung des 2. Fallbeispiels wird die Intention verfolgt, dass sich die Teilnehmer intensiv mit dem ECPA-Bogen auseinandersetzen. Bei der Darstellung der Ergebnisse wird erwartet, dass die Arbeitsgruppen unterschiedliche Scores ermitteln, da auch in der Realität die Wahrnehmung der Verhaltensänderungen unterschiedlich gedeutet werden kann. Entscheidend ist, dass immer die gleiche Bezugspflegeperson das Schema ausfüllt und dass die Ergebnisse im Team besprochen werden. Dadurch lässt sich eine Tendenz in der Verhaltensdarstellung festmachen, die sich nach einer Schmerztherapie verändern kann bzw. trotz eines fundierten Schmerzmanagements bestehen bleibt. Dann müssten weitere therapeutische Schritte im interdisziplinären Team überdacht werden. Eine Lösung bei der Anwendung des ECPA-Bogens auf das Fallbeispiel 2 könnte wie folgt aussehen:

Ermittlung unterschiedlicher Scores durch die Arbeitsgruppen

85

Dimension 1: Beobachtungen vor der Pflege

- Item 1: 2 Punkte
- Item 2: 2 Punkte
- Item 3: 1 Punkt
- Item 4: 0 Punkte

Dimension 2: Beobachtung während der Pflege

- Item 5: 0 Punkte
- Item 6: 2 Punkte
- Item 7: 3 Punkte
- Item 8: 1 Punkt

Gesamtscore: 11

4.2.3 Drittes Seminar

Inhalte und Lernziele

Das abschließende vierstündige Seminar in der 10. Woche (▸ Tab. 10) beinhaltet die folgenden Themen: Evaluation des zweiten Praxiseinsatzes, Bewertung der Praktikabilität des ECPA-Bogen, theoretischer Überblick über die medikamentöse und nichtmedikamentöse Schmerztherapie sowie Gesamtevaluation der Schulungsreihe. Das Motto von C.G. Jung »Man wandelt nur das, was man annimmt« wird ausgewählt, da es die Grundgedanken der konstruktivistischen didaktischen Prinzipien widerspiegelt und den Teilnehmern als Gedankenanstoß für ihre weitere Arbeit mit den Schmerzassessmentinstrumenten dienen soll. Das Lernziel des Tages liegt in einer konstruktiven Auseinandersetzung mit der Praktikabilität des ECPA-Bogens, aber auch mit der gesamten Durchführung der Seminare, der praktischen Begleitung durch die Projektleitung sowie der Arbeit mit dem Instrument. Das Tagesziel wird durch einen Überblick über medikamentöse und nichtmedikamentöse Möglichkeiten der Schmerztherapie erweitert.

Erfahrungsbezogenes Konzept von Scheller

Da der letzte Seminartag in erster Linie der Gesamtevaluation sowie der Verarbeitung von Erfahrungen im Rahmen der Seminare und in den anschließenden praktischen Erprobungsphasen dient, wird als abschließender didaktischer Ansatz das *erfahrungsbezogene Konzept* von Ingo Scheller (Martens/Sander/Schneider 1996, S. 48–50) ausgewählt.

Ingo Schellers Ansatz liegt darin begründet, dass es nicht nur um die Aneignung von Inhalten und Methoden gehe, sondern auch um das, was die Lernenden aufgrund ihrer Erfahrung mit dem Wissen verbindet. Indem die subjektiven Bedeutungen und deren emotionale Färbung ins Bewusstsein gerufen werden, können sich neue Haltungen entwickeln. Das Motto des Tages unterstützt den Grundgedanken des didaktischen Ansatzes. Im Rahmen des letzten Seminars haben die Teilnehmer diverse *Erlebnisse* in der Auseinandersetzung mit dem Thema gesammelt. Anhand der Biografiearbeit »Baum des Lebens« sollen sie sich zu Beginn dieses Seminars in Einzelarbeit ihre (überwiegend stärkenden) Erlebnisse aus ihrem bisherigen Arbeitsleben bewusst machen und durch die Präsentation der Ergebnisse verarbeiten. Anschließend werden die Erlebnisse mit der Einführung des ECPA-Bogens anhand einer schriftlichen Evaluation in Partnerarbeit erfahrbar gemacht und durch die Veröffentlichung und anschließende Konfrontation mit anderen Positionen im Plenum ebenfalls verarbeitet. Dadurch entstehen Erfahrungen als »symbolische Formen der Aneignung gesellschaftlicher Wirklichkeit« (Jank, Meyer 1994, S. 314). Die Darstellung des Themas »Schmerzmanagement und Schmerztherapie – medikamentöse und nicht-medikamentöse Schmerzbehandlungsmethoden« fördert eine Reorganisation des Wissens, das die Verarbeitung von *Erfahrungen* nach Scheller unterstützt. Da Erfahrungen und neue Situationen als Basis für den Lernzuwachs innerhalb des didaktischen Konzepts dienen, wird diese neue Situation durch einen Arbeitsauftrag unterstützt. Dieser sieht vor, dass die Teilnehmer anhand eines Fallbeispiels verschiedene vorgegebene Rollen annehmen, sich für diese Rollen eine Argumentationsgrundlage aneignen und dann im Rahmen einer interdisziplinären Fallbesprechung diese Argumente aus der entsprechenden Perspektive vertreten. Die Durchführung der Fallbesprechung dient der Veröffentlichung von Erfahrungen. Das Ziel dieser Phase ist nach Ingo Scheller die Entstehung von Haltungen. In einer anschließenden Diskussion sollen die Strukturmerkmale und Inhalte einer Fallbesprechung aus dem *Rollenspiel* abgeleitet werden. Die gewonnenen Haltungen steuern das reale, konkrete Handeln in sozialen Situationen und erlauben so, neue Erlebnisse und Erfahrungen zu sammeln. Die Weitergabe der Resultate der Schulungsreihe an die Kollegen der einzelnen Wohnbereiche stellt eine wünschenswerte Veröffentlichung der Erfahrungen dar, die von den Projektleitern empfohlen wird.

		Tab. 10:
Datum:	**Abkürzungen:**	Artikulation zum
Zeitrahmen: z. B. 11:30 Uhr–15:00 Uhr	DZ = Dozentin/Dozent	dritten Seminar
Dozenten: Meike Schwermann/Markus Münch	TN = Teilnehmer	
Thema: Reflexion der praktischen Arbeitsphase, Einführung in die medikamentöse und nicht-medikamentöse Schmerztherapie, Gesamtevaluation	DV = Dozentenvortrag	
	EA = Einzelarbeit	
	PA = Partnerarbeit	
Motto: »Man wandelt nur das, was man annimmt.« C.G. Jung	GA = Gruppenarbeit	
Tagesziel: Konstruktive Auseinandersetzung mit der Praktikabilität des ECPA-Bogens, der Durchführung der Seminare, der praktischen Begleitung sowie der Arbeit mit den erprobten Schmerzassessmentinstrumenten; Vermittlung von Grundkenntnissen über medikamentöse und nicht-medikamentöse Möglichkeiten der Schmerzbehandlung		
Integrierter Ansatz: erfahrungsbezogenes Konzept nach Ingo Scheller		

Phase/Zeit	Inhalt und Zieldimensionen	Methoden/ Medien
5 Min.	Begrüßung der TN, Vorstellung von Thema, Tagesmotto und Tagesordnungspunkten (TOPs). Dient der Transparenz gegenüber den TN in Bezug auf die Tagesstruktur, Vertrautmachen der TN mit dem Tagesmotto.	DV/Flipchart, Mottowolke
5 Min.	Vorstellung und Anleitung zu einer Methode der berufsbezogenen Biografiearbeit: Die Berufsbiografie soll mit dem Wachsen eines Baumes verglichen werden. Dabei ist das Ziel, dass den TN bewusst wird, wo sie ihre beruflichen Wurzeln haben, woraus sie Kraft schöpfen, welche Stütze sie in ihrem beruflichen Alltags haben, was sie zum Leben benötigen, was sich je nach Alter und Berufserfahrung verändern kann, welche Pläne sie haben, was sich ihrer Ansicht nach noch entwickeln soll sowie welche Erfolge sie bereits erzielt haben und worauf sie stolz sind. Durch diese Methode soll die Reflexion des eigenen beruflichen Selbstbilds gefördert werden. Die TN werden unterstützt, sich bewusst zu machen, mit welchen Idealen sie ihren Beruf ergriffen haben, aber auch, welche Ziele sie noch verfolgen – Dinge, die im Alltagsstress schnell untergehen können.	Baum des Lebens (Kerkhoff, Halbach 2002)/Plakat mit visualisiertem Baum und Fragestellungen, Arbeitsauftrag I mit vorgefertigten Fragen
	Vorlesen des einleitenden Textes von S. Tamaro; anschließende Erarbeitung der dargestellten Fragen; die Dozenten beteiligen sich an der Durchführung. Durch die einführende Geschichte soll den TN der Einstieg in das abstrakte Denken erleichtert werden; die Geschichte soll sie dabei unterstützen, ein wenig zur Ruhe zu kommen und sich ganz auf die Methode einzulassen; die Dozenten beteiligen sich an der Biografiearbeit, damit anschließend möglichst viele verschiedene Perspektiven dargestellt werden können und die TN nicht das Gefühl bekommen, dass sie sich allein präsentieren müssen.	Baum des Lebens/ Einführender Text

Phase/Zeit	Inhalt und Zieldimensionen	Methoden/ Medien	**Tab. 10:** Artikulation zum dritten Seminar – Fortsetzung
15 Min.	Besprechung der ausgearbeiteten Fragen, wobei die Teilnahme freiwillig ist; die Dozenten benennen ebenfalls ihre Ergebnisse. Die Freiwilligkeit wird damit begründet, dass es einigen TN eventuell schwerfällt, ihre Gedanken und Gefühle im Hinblick auf ihre Berufsbiografie darzustellen. Durch möglichst viele Darstellungen der Ergebnisse soll eine Perspektivverschränkung in dem Sinne stattfinden, dass es in der Auseinandersetzung mit anderen Berufbiografien Elemente geben kann, die den individuellen Weg neu überdenken lassen.	Gruppengespräch	
30 Min.	Schriftliche Evaluation des zweiten Praxiseinsatzes des ECPA-Bogens anhand vorgefertigter Fragen in Gruppenarbeit (3 Pers.). Die Ergebnisse werden auf Folien schriftlich fixiert. Die TN werden dazu angehalten, die Praktikabilität des ECPA-Bogens unter einer vorgegebenen Fragestellung zu bewerten, sowohl im Hinblick auf die Auswertung des Projekts als auch zur Unterstützung einer individuellen Beurteilung des Instruments.	GA/Arbeitsauftrag II, vorbereitete Folien, Folienstifte	
15 Min.	Auswertung der Ergebnisse des Fragebogens, indem jede Gruppe die Beantwortung der Fragen dem Plenum vorstellt. Anschließend können Fragen gestellt oder abschließende Kommentare geäußert werden. Durch die Veröffentlichung der Ergebnisse sollen die TN dabei unterstützt werden, argumentativ vor einer Gruppe zu agieren und den eigenen Standpunkt angstfrei und souverän zu vertreten.	Vorträge/Gruppengespräch/OHP	
Erarbeitung: Verarbeitung von Erfahrung 20 Min.	Folienvortrag: Schmerzmanagement und Schmerztherapie – medikamentöse und nichtmedikamentöse Schmerzbehandlungsmethoden (s. a. DNQP 2004); Verteilen der Folienausdrucke. Dient der Auseinandersetzung mit und der Kenntnis verschiedener Möglichkeiten einer medikamentösen und nichtmedikamentösen Schmerztherapie; Bewusstsein bei den TN, dass sie die Therapie als Teil des Schmerzmanagements zu unterstützen haben und dass auch alternative Behandlungsmethoden systematisch und zielgerichtet geplant werden müssen.	DV/Folien, Ausdrucke der Folien für die TN	

	Phase/Zeit	Inhalt und Zieldimensionen	Methoden/ Medien
Tab. 10: Artikulation zum dritten Seminar – Fortsetzung	**35 Min.**	Vorstellung und Bearbeitung des Arbeitsauftrags zum Fallbeispiel; den TN werden die einzelnen Rollen, die auf Zetteln detailliert beschrieben sind, zugewiesen; sollte eine Person mit ihrer Rolle nicht einverstanden sein, wird versucht, dass diese mit einer anderen getauscht wird. Die TN setzen sich intensiv mit der Fallgeschichte sowie der ihnen zugeordneten Rolle auseinander und erarbeiten Argumentationen für die interdisziplinäre Fallbesprechung, die sie aus den Inhalten der gesamten Schulungsreihe sammeln können; sie nehmen ihre zugewiesene Rolle an, da sie das Gefühl haben, sich im Rahmen der Fallbesprechung damit identifizieren zu können.	EA bzw. PA/ Arbeitsauftrag II: Fallbeispiel, Infoblatt: Rollendefinition für die Fallbesprechung
	Sicherung: Veröffentlichung von Erfahrung 20 Min.	TN finden sich an einem runden Tisch zusammen und stellen kurz die ihnen zugewiesene Rolle dem Plenum vor; unter der Leitung der Moderatorin (DZ) benennt jeder Vertreter das für ihn bedeutendste Argument im Hinblick auf eine bessere Versorgung von Frau Amung; anschließend überlässt die Moderatorin der Runde die Diskussion; dabei wird großer Wert darauf gelegt, dass alle TN ihre Argumente benennen können und sich zum Ende der Fallbesprechung auf einen gemeinsamen Therapieweg einigen; im Anschluss an die Fallbesprechung wird mit den TN besprochen, wie sie sich gefühlt haben, was an der Besprechung hätte anders sein können und in welchen Bereichen sie sich aus Sicht der Moderation argumentativ noch besser hätten vorbereiten können. Durch die Annahme der verschiedenen Rollen sollen die TN dabei unterstützt werden, sich in eine andere Person hineinzudenken, sich aus der eigenen beruflichen Position zu lösen und die Argumente einer anderen Seite zu übernehmen; durch den geschützten Rahmen des Seminars haben sie die Möglichkeit, sich kreativ und eventuell auch emotional in der Rolle zu verhalten; das Ziel dieser Fallbesprechung besteht darin, den TN zu verdeutlichen, dass ausschließlich eine gute, auf Fachwissen aufbauende Argumentation – egal, aus welcher Position heraus – dazu führt, dass ein systematisches und zielgerichtetes Schmerzmanagement durchgeführt wird.	Moderierte Diskussion/runder Tisch bzw. Tischgruppe mit 8 Stühlen

Phase/Zeit	Inhalt und Zieldimensionen	Methoden/ Medien	
30 Min.	Vorstellung und Bearbeitung der Selbstreflexion im Hinblick auf eine theoretische und praktische Auseinandersetzung mit einem systematischen Schmerzassessment für demenziell erkrankte, kognitiv eingeschränkte Menschen; zu jedem der vier Punkte sollen die TN mindestens eine Moderationskarte ausfüllen. Durch die Auseinandersetzung mit der Fragestellung sollen sich die TN über ihre Erfahrungen, ihren individuellen Lernzuwachs, ihre Lerndefizite sowie ihre Zukunftsperspektiven im Hinblick auf das Schmerzassessment bewusst werden.	Kartenabfrage/ Arbeitsauftrag III: Selbstreflexion, Moderations- karten (4 Farben), Plakat aufgebaut wie Arbeitsauftrag	**Tab. 10:** Artikulation zum dritten Seminar – Fortsetzung
10 Min.	Einsammeln der ausgefüllten Moderationskarten; Vermischen und Ordnen derselben nach den entsprechenden Farben; Vorlesen und Vorstellen der Karteninhalte, die anschließend auf dem Plakat fixiert werden. Als Gesamtergebnis wird sich ein breites Spektrum an gewonnenen Erkenntnissen und Erfahrungen bieten; Erkenntnisgewinn für die DZ im Hinblick auf die Wahrnehmung der TN bezüglich ihrer individuellen Lernerfahrungen während der Seminarreihe; Austausch über Zukunftsvisionen bietet die Möglichkeit, an gemeinsame Perspektiven für die zukünftige Arbeit anzuknüpfen.	Kartenabfrage	
5 Min.	Einpunktabfrage: »Evaluation zur Seminargestaltung sowie zum Verhalten der Lehrenden«. Die Fragestellungen, jeweils hierarchisch aufgebaute Bilder zu jeder Fragestellung sowie der Sinn und Zweck der Methode werden den TN vorgestellt. Fragen hierzu werden sofort geklärt. Die TN setzen jeweils einen Punkt zu jeder Fragestellung auf das vorbereitete Plakat, das für die DZ nicht einsehbar ist. Durch die Einpunktabfrage erhalten die TN die Möglichkeit, anonym und auf eine schnelle und effektive Art zu verschiedenen Fragestellungen ihre Einstellung zu äußern.	Einpunktabfrage/ Plakat mit Fragestellung, jeweils vierstufiges Rating mit Bildern bzw. Symbolen, Punkte	

Phase/Zeit	Inhalt und Zieldimensionen	Methoden/ Medien
5 Min.	Kommentarlose Auswertung der Einpunktabfrage durch DZ mit anschließender Fixierung der Punktzahl neben der Fragestellung. Zu jeder Fragestellung lässt sich eine Tendenz ermitteln, die nicht diskutiert wird.	Gruppengespräch
5 Min.	TN werden dazu angeregt, sich weiter mit der Thematik auseinanderzusetzen und dafür auf Fachliteratur zurückzugreifen; Beendigung der Projektarbeit mit den TN; Vermitteln von Dankbarkeit im Hinblick auf die konstruktive Zusammenarbeit.	Gruppengespräch/ Literaturliste

Tab. 10: Artikulation zum dritten Seminar – Fortsetzung

4.2.3.1 Arbeitsmaterial: Einstiegsmethode »Baum des Lebens«

Einstiegstext zur Biografiearbeit:
»Geh, wohin dein Herz dich trägt:

Jedes Mal, wenn du dich verloren fühlst, verwirrt, denk an die Bäume, an ihre Art zu wachsen. Denk daran, dass ein Baum mit einer großen Krone und wenig Wurzeln beim ersten Windstoß umgerissen wird, während bei einem Baum mit vielen Wurzeln und kleiner Krone die Säfte nicht richtig fließen.

Wurzeln und Krone müssen gleichermaßen wachsen, du musst in den Dingen und über den Dingen sein, nur so wirst du Schatten und Schutz bieten können, nur so wirst du zur rechten Jahreszeit blühen und Früchte tragen können. Und wenn sich dann viele verschiedene Wege vor dir auftun werden, und du nicht weißt, welchen du einschlagen sollst, dann überlasse es nicht dem Zufall, sondern setz dich und warte. Atme so tief und vertrauensvoll, wie du an dem Tag geatmet hast, als du auf die Welt kamst, lass dich von nichts ablenken, warte, warte noch. Lausche still und schweigend auf dein Herz. Wenn es dann zu dir spricht, steh auf und geh, wohin es dich trägt.« (Tamaro 1995, S. 189 f.)

Fragen zur eigenen Berufsbiografie:
Wurzeln: Wo sind meine beruflichen Wurzeln, woraus schöpfe ich Kraft?
Stamm: Welche Stütze habe ich bei der täglichen Arbeit, was hält mich aufrecht?
Blätter: Was brauche ich zum Leben, was wechselt je nach Alter?
Blüten: Welche Pläne habe ich, was soll sich noch entwickeln?
Früchte: Welche Erfolge habe ich erreicht, worauf kann ich stolz sein?

4.2.3.2 Arbeitsmaterial: Arbeitsauftrag zur Evaluation des Einsatzes des ECPA-Bogens

Bearbeiten Sie in Partnerarbeit zunächst folgende Fragen:

- Wie beurteilen Sie die Übersichtlichkeit des ECPA-Bogens? (Gemeint sind Aspekte wie z. B. Platz zum Schreiben, Lesbarkeit, Farbgebung, grafische Trennung der beiden Dimensionen etc.)
- Verstehen Sie, was mit dem jeweiligen Item und seinen fünf Abstufungen gemeint ist? Wenn nein, benennen Sie das Item, die Abstufung und den Grund.
- Lassen sich alle Items durch die Beobachtungen während einer Schicht beantworten? Berücksichtigen Sie dabei insbesondere die Unterscheidung vor und während der Pflege. Wenn nein, benennen Sie das Item und den Grund.
- Sind die Abstufungen der Items klar voneinander abzugrenzen? Wenn nein, benennen Sie das Item die Abstufung(en) und den Grund.
- Waren die »Hinweise zur Handhabung des ECPA-Bogens« verständlich? Wenn nein, benennen Sie die entsprechende Stelle.
- Welche Elemente der »Hinweise zur Handhabung des ECPA-Bogens« waren für sie hilfreich beim Ausfüllen und warum?
- Welche Informationen fehlen Ihnen bei den Hinweisen? Welche sind überflüssig?
- Welche Schwierigkeiten haben sich noch beim Praxiseinsatz des ECPA-Bogens ergeben, die bislang nicht erfragt wurden?

Notieren Sie die Ergebnisse zunächst auf einem Zettel. Einigen Sie sich auf gemeinsame Aussagen und tragen Sie diese in der Folie ein.

Für die Bearbeitung stehen Ihnen 30 Minuten zur Verfügung. Die Ergebnisse werden anschließend den anderen Teilnehmern vorgestellt.

Bei Fragen während der Bearbeitung wenden Sie sich bitte an uns.

Viel Erfolg!

4.2.3.3 Arbeitsmaterial: Fallbeispiel 3 – Frau Amung

Arbeitsauftrag zur Vorbereitung auf eine interdisziplinäre Fallbesprechung anhand des Fallbeispiels 3:

Interdisziplinäre Fallbesprechung anhand Fallbeispiel 3

Lesen Sie zunächst das Fallbeispiel in Ruhe durch. Der folgende Arbeitsauftrag sieht vor, dass Sie sich nach einer Vorbereitungszeit von 30 Minuten in verschiedenen Rollen (dazu gehören zwei Pflegekräfte, eine Krankengymnastin, zwei Angehörige und ein Hausarzt) an einen runden Tisch begeben und eine Fallbesprechung über Frau Amung durchführen. Dem zusätzlich ausgeteilten Papier können Sie Ihre zugewiesene Rolle und einige wichtige Argumentationsgrundlagen entnehmen, die Sie im Rahmen der Fallbesprechung bitte vertreten. Dabei liegt es in Ihrer Hand, in welcher Form Sie diese Rolle weiter ausgestalten.

Das Ziel dieser Aufgabe besteht darin, dass sich einige von Ihnen in eine andere als die tatsächliche berufliche Rolle begeben und dabei versuchen, sich ganz darauf einzulassen. Dabei geht es in erster Linie darum, dass Sie durch eine qualifizierte Argumentation Ihren Standpunkt darstellen und aus Ihrer Sicht versuchen, das Beste für Frau Amung zu erreichen.

Nachdem jede Partei ihren Standpunkt dargestellt hat, soll in einem abschließenden Austausch gemeinsam überlegt werden, in welcher Form Frau Amung am besten geholfen werden kann.

Für die Bearbeitung des Arbeitsauftrags stehen Ihnen 30 Minuten zur Verfügung.

Die Fallbesprechung ist mit einer anschließenden Ergebnisdiskussion ebenfalls auf 30 Minuten festgelegt.

Bei Fragen wenden Sie sich bitte an uns.

Viel Erfolg bei der Bearbeitung!

Fallbeispiel 3:
Frau Amung ist 75 Jahre alt und wurde aufgrund ihrer zunehmenden Desorientiertheit nach einem Krankenhausaufenthalt vor drei Wochen in das Altenpflegeheim aufgenommen. Sie ist seit nunmehr 15 Jahren verwitwet und lebte zuletzt bei ihrer Tochter, die seit drei Jahren die Pflege übernommen hatte. Ein weiterer Sohn wohnte ganz in der Nähe und unterstützte an den Wochenenden seine Schwester bei der Pflege. Aufgrund eines Lungenödems musste Frau Amung ins Krankenhaus eingewiesen werden. Während des zweiwöchigen Krankenhausaufenthalts wurde sie zunehmend verwirrter. Eine Behandlung mit Psychopharmaka bewirkte den Rückgang der ständigen Unruhe- und Verwirrtheitszustände. Durch eine Verschlechterung ihres Allgemeinzustands sowie ihrer geistigen Fähigkeiten war es für die Angehörigen nicht mehr leistbar, sie weiterhin zu pflegen, so dass sie sich entschieden, ihre Mutter in ein Altenpflegeheim zu geben.

Bei der Aufnahme waren dem Arztbrief von Frau Amung neben einer bekannten Osteoporose, einer vaskulären Demenz, ein seit zehn Jahren bestehender und mit Insulin eingestellter Diabetes Typ II und eine dadurch bedingte zum Teil sehr schmerzhafte Polyneuropathie sowie eine zunehmende Herzinsuffizienz zu entnehmen. Sie bekommt als Schmerzmedikation 3-mal täglich 20 Tropfen Novalgin®. Insgesamt ist sie sehr agitiert und unruhig. Wenn man sie im Bett lagert, rutscht sie nach kurzer Zeit auf den Rücken und an das Bettende. Häufig ruft sie den Namen ihrer Tochter. Frau Amung wird täglich zweimal für jeweils eine Stunde aus dem Bett mobilisiert. Sie kann zwar relativ gut stehen, doch nach kurzen Gehstrecken fängt sie schnell an zu stöhnen und wird dann mit dem Rollstuhl in den Aufenthaltsraum des Wohnbereichs gefahren. Am entspanntesten ist sie, wenn die Kindergartenkinder »von nebenan« zu Besuch kommen und mit den Bewohnern des Wohnbereichs gemeinsam Lieder singen.

94

In sehr desorientierten Momenten, die insbesondere am frühen Morgen zu beobachten sind, ist sie von einer starken Unruhe befallen, die sich in vermehrter Agitiertheit, lautem Schreien und zeitweise auch aggressivem Verhalten gegenüber den Pflegekräften im Rahmen der Morgenpflege äußert.

Wenn ihr langjähriger Hausarzt mittwochnachmittags zur Visite kommt, wirkt sie außerordentlich freundlich, gibt an, dass sie keinerlei Beschwerden habe und freut sich, wenn er ein paar freundliche Worte mit ihr wechselt. Zu diesen Zeitpunkten wird ihre zunehmende Verwirrtheit nur deutlich, wenn sie zum Ort, zur Zeit und zu den Personen in ihrer Umgebung gefragt wird.

Auch die Krankengymnastin, Frau Martini, die seit dem Krankenhausaufenthalt zweimal die Woche zu ihr kommt, hat sie sehr ins Herz geschlossen. Sie freut sich, dass eine so junge und liebe Frau sich Zeit für sie nimmt und ihr regelmäßig den Rücken einreibt (atemstimulierende Einreibung im Sinne der Basalen Stimulation®).

Die Bezugpflegekraft von Frau Amung hat in den letzten zwei Wochen, nach einer Erhebung anhand des Ersteinschätzungsbogens, regelmäßig ein ECPA-Schmerzassessment durchgeführt und dabei eine Veränderung des Scores von 12 (direkt nach der Entlassung aus dem Krankenhaus) auf 23 (zum letzten Zeitpunkt der Erhebung) festgestellt und in der Pflegedokumentation vermerkt. Sie geht davon aus, dass der veränderte Score auf zunehmende Schmerzen, bedingt durch die Osteoporose und die Polyneuropathie, zurückzuführen ist. Der Pflegekraft, die Frau Amung regelmäßig im Nachtdienst betreut, ist aufgefallen, dass Frau Amung viel ruhiger schläft, wenn sie ihr auf ihrer ersten Runde durch die Zimmer eine warme Milch mit Honig vorbeibringt und sich wenige Minuten zu ihr ans Bett setzt, ihre Hand hält und sich mit ihr unterhält.

Die Angehörigen von Frau Amung sind zutiefst besorgt über die zunehmende Verwirrtheit ihrer Mutter. Sie sind beunruhigt, wenn ihre Mutter so agitiert ist und laut schreit. Sie gehen davon aus, dass die Pflegekräfte sich nicht ausreichend um Frau Amung kümmern, da sie bereits mehrfach mitbekommen haben, dass sie eingenässt hat, als sie zu Besuch kamen.

Der »runde Tisch« setzt sich aus folgenden Personen zusammen: Runder Tisch

- zwei Pflegekräften,
- zwei Angehörigen (eine Tochter und ein Sohn),
- einem Arzt,
- einer Physiotherapeutin.

Nachfolgend einige Anregungen und Argumentationshilfen zur Darstellung Ihrer jeweiligen Position:

- Zwei Pflegekräfte (eine Bezugspflegekraft, eine Pflegekraft aus dem Nachtdienst):
  Sie kennen Frau Amung nun seit drei Wochen. Im Rahmen der Schmerzersteinschätzung, die einer gründlichen Pflegeanamnese folgte,

ist Ihnen bereits deutlich worden, dass Frau Amung kontinuierlich unter Schmerzen leidet, dass sie selbst aber nicht gerne über diese oder andere Alterserscheinungen mit Ihnen redet. Die Angehörigen haben angegeben, dass sie seit ca. einem Jahr häufig sehr träge in ihren Bewegungen wirkt und mitunter ihr Gesicht schmerzhaft verzieht. An manchen Tagen könne sie noch nicht einmal den Druck der Bettdecke ertragen. Schmerzen habe sie jedoch nie angegeben. Ihrer Ansicht nach hat sich der Score des ECPA-Bogens in den letzten zwei Wochen aufgrund zunehmender Schmerzen geändert. Sie sind der Auffassung, dass Frau Amung dringend eine angemessene Schmerztherapie erhalten muss. Ihnen liegt es sehr am Herzen, dass der Arzt sich zuerst einmal auf eine medikamentöse Therapie konzentriert. Alternative Behandlungsmöglichkeiten erscheinen Ihnen ebenfalls sinnvoll, doch die Basis soll eine vom Hausarzt angeordnete Schmerzmedikation sein, welche die Schmerzen bei Frau Amung grundlegend mindert. Die nichtmedikamentösen Maßnahmen möchten Sie insbesondere mit den Angehörigen und der Krankengymnastin gemeinsam erarbeiten.

- Die zwei Angehörigen:
Bitte versetzen sie sich in die Rolle der Tochter und des Sohns von Frau Amung. Sie haben bis zuletzt versucht, Ihre Mutter zu Hause zu pflegen und wollten eigentlich nie, dass sie in ein Altenpflegeheim geht. Leider war es Ihnen beiden aus eigenen Kräften und organisatorisch nicht mehr möglich, sich um Ihre Mutter zu kümmern. Der unruhige und verwirrte Zustand Ihrer Mutter hat Sie bereits im Krankenhaus sehr erschreckt. Nachdem sie Psychopharmaka bekommen hatte, war sie viel ruhiger und schlief auch mehr und besser. Nun kommen Sie alle zwei Tage zu Besuch, und manchmal erkennt Ihre Mutter Sie gar nicht auf Anhieb und wirkt wieder so unruhig. Teils schreit sie, wenn Sie das Zimmer betreten, und lässt sich nur langsam beruhigen. Sie sind zutiefst besorgt über die zunehmende Verwirrtheit. Sie können diesen Zustand nicht nachvollziehen und gehen davon aus, dass Ihre Mutter schlecht versorgt wird. Zudem plagt Sie ein schlechtes Gewissen, weil Sie Ihre Mutter »abgeschoben« haben. Darum wollen Sie unbedingt, dass es ihr schnell wieder besser geht.

- Der Arzt:
Sie kommen einmal pro Woche zur Visite auf den Wohnbereich und begegnen dort einer sehr freundlichen, entgegenkommenden, leicht verwirrten Patientin. Ihnen ist bewusst, dass die Patientin unter diversen Krankheiten leidet und dass sich ihr Allgemeinzustand nach dem letzten Krankenhausaufenthalt deutlich verschlechtert hat. Daher sind Sie sehr froh, dass sie die Psychopharmaka gut verträgt, die ihr bereits im Krankenhaus gegeben wurden. Sie kennen auch die familiäre Situation der Patientin, die eine weitere Versorgung zu Hause ausschließt. Sie verstehen nicht, warum die Pflegekräfte immer sagen, dass sie so unruhig und agitiert sei, dass sie zeitweise sogar schreie. Die Erklärung der Pflegekräfte, dass sich die Frau wegen Schmerzen so verhält, erscheint Ihnen nicht plausibel. Für eine entsprechende Schmerztherapie fehlt es

Ihnen an deutlichen Zeichen, dass es sich wirklich um Schmerzen handelt. Die Berichte der Physiotherapeutin bestärken Sie in Ihrer Meinung, dass die Schmerzen nur eine Vermutung sind. Sie sind eher der Ansicht, dass die bisherigen Psychopharmaka ausreichen, für mehr Ausgeglichenheit bei der Patientin zu sorgen.

- Die Physiotherapeutin:
Sie kommen zweimal die Woche vormittags für eine halbe Stunde zu Frau Amung. Diese freut sich immer außerordentlich, wenn Sie da sind. In dieser Zeit mobilisieren Sie die Dame aus dem Bett und gehen anschließend ein paar Schritte mit ihr. Sobald Sie das Gefühl haben, dass sie nicht mehr kann oder Schmerzen empfindet, unterbrechen Sie die Gehversuche und helfen ihr in den mitgeführten Rollstuhl. Bei Ihren Übungen unterhalten Sie sich immer ausführlich mit Frau Amung und zeigen viel Verständnis für ihre Situation. Sie verdeutlichen ihr dabei, dass Sie es nachvollziehen können, dass sie sich im Altenpflegeheim vielleicht nicht ganz so wohl fühlt, versuchen aber auch, sie argumentativ davon zu überzeugen, dass es momentan das Beste sei, wenn sie etwas intensiver betreut wird. Sie haben das Gefühl, dass es Frau Amung immer etwas besser geht, wenn Sie sich mit ihr unterhalten und viel Verständnis für ihre Situation aufbringen. Zum Ende Ihrer Behandlung führen Sie zur Pneumonieprophylaxe eine atemstimulierende Einreibung durch, die der Patientin offenbar sehr gut tut, da sie sich sichtlich entspannt.

Lösungsvorschlag für den Arbeitsauftrag zu Fallbeispiel 3:
Ein Rollenspiel lebt von der Kreativität der Akteure. Es ist nicht möglich, an dieser Stelle darzustellen, wie die Rollen ausgeschmückt werden sollen. Das Ergebnis des Rollenspiels sollte sich allerdings an dem Prozessablauf zur Einleitung eines systematischen Schmerzassessments (▸ **Abb. 11**) orientieren und konkrete Vorschläge beinhalten, wie für alle Beteiligten ein optimales Schmerzmanagement auf der Basis des bestehenden Schmerzassessments eingeleitet werden kann.

4.2.3.4 Arbeitsmaterial: Selbstreflexion anhand einer Kartenabfrage

Fragestellungen:

- Was haben Sie selbst in Bezug auf die Thematik erfahren?
- Worin sehen Sie Ihre wichtigsten Erkenntnisse?
- Was haben Sie zum Thema Schmerzerfassung gelernt?
- Welche Fähigkeiten und Fertigkeiten konnten Sie sich aneignen?
- Welche Bereiche sind Ihnen noch unbekannt?
- Was würden Sie gerne noch wissen?
- Welche Einstellung bzw. Sichtweise haben Sie jetzt nach der Bearbeitung des Themas?

- Welche Pläne haben Sie hinsichtlich der Einführung eines Schmerzassessments in Ihren Arbeitsbereichen?
- Können Sie konkrete Handlungsvorschläge machen im Hinblick auf diese Einführung?

4.3 Planung der Praxisphasen

In diesem Kapitel werden die Abläufe der Praxisphasen dargestellt, damit deren Einordnung in das Gesamtprojekt besser nachvollzogen werden kann. Nachfolgend wird zunächst das Verfahren zur Auswahl der Bewohner vorgestellt, die an dem Projekt beteiligt werden. Anschließend werden die beiden Praxisphasen zum Einsatz der Schmerzersteinschätzung sowie des ECPA-Bogens kurz skizziert.

4.3.1 Auswahl der Bewohner

Kriterien für die Auswahl

Bei der Vorauswahl der Bewohner sind folgende Kriterien zu erfüllen:

- Vorliegen einer vermuteten oder erwiesenen Schmerzproblematik,
- ärztlich erwiesene Diagnosestellung der Demenz,
- angeordnete Medikation aus dem Bereich der Analgetika oder Psychopharmaka.

Zur Motivation der Mitarbeiter ist es empfehlenswert, diese bei der Auswahl der Bewohner zu beteiligen. Für Projektleiter ist es im Sinne der Evaluation dienlich, wenn sie vor Projektbeginn die Bewohnerakten daraufhin analysieren, inwiefern aus Sicht der Pflegekräfte eine Schmerzwahrnehmung dokumentiert, eine Schmerztherapie evaluiert und die Pflege eines Menschen mit Schmerzen prozesshaft geplant und überprüft wird. Des Weiteren sollte überprüft werden, ob die Diagnose Demenz aktenkundig ist, ob eine schmerzassoziierte Diagnose vorliegt, in welcher Form Analgetika verordnet werden und welche Medikamente zur Behandlung neurologischer und/oder psychiatrischer Erkrankungen regelmäßig einzunehmen sind. Da in den Bewohnerdokumentationen mitunter keine differenzierte Diagnosestellung zur Demenz nachweisbar ist, empfiehlt es sich, die Bewohner anhand der Mini-Mental-State-Examination (MMSE) einzustufen und so den Grad der kognitiven Einschränkung zu ermitteln (▶ Kap. 1.4.1.2).

Zudem sollten die Angehörigen oder Betreuer über die Zielsetzung des einzuführenden Assessments informiert werden. Das kann von Seiten der Führungskräfte in einem persönlichen Gespräch oder auf einem »Angehörigenabend« erfolgen. Mit den Informationen wird der professionelle

Ansatz des Projekts verdeutlicht sowie die Bereitschaft der Angehörigen oder Betreuer zur Mitarbeit gefördert.

Auch sollten die betreuenden Ärzte der ausgewählten Bewohner bei ihren Hausbesuchen sowie mit einem Informationsschreiben über das Vorhaben aufgeklärt werden, da ihre Kooperation im Hinblick auf die Schmerztherapie dringend geboten ist. Die konkrete Zeitplanung der praktischen Anteile im Rahmen der Schulungen ist der weiter oben dargestellten Seminarplanung zu entnehmen (▶ **Tab. 6**).

4.3.2 Anwendung des Schmerzassessments

Zum Ende des ersten Seminars wird den Teilnehmern für ihre beiden zugeordneten Bewohner jeweils ein Exemplar des Schmerzersteinschätzungsbogens ausgeteilt. Zur Unterstützung des Theorie-Praxis-Transfers werden sie mit der Aufgabe konfrontiert, die Schmerzersteinschätzung durchzuführen (*erster Praxisauftrag*). Mit Teilnehmern, die im Nachtdienst arbeiten, sollte vereinbart werden, dass sie die Fremdeinschätzung durch die Bezugsperson nicht auszufüllen brauchen. Motivierend wirkt es sich aus, wenn die Teilnehmer zur Unterstützung in laminierter Form und in Farbe auf DIN-A4 ausgedruckt die Hinweise zur Handhabung des Schmerzersteinschätzungsbogens, den Schmerzersteinschätzungsbogen, eine Darstellung des Körperschemas sowie die Gesichter-Rating-Skala erhalten. Sie sollten bis zwei Wochen nach dem ersten Seminar den ersten Bogen ausgefüllt haben, da zu diesem Zeitpunkt ein erstes Beratungsgespräch mit der Projektleitung durchgeführt wird. Bis zum zweiten Seminar sollte der zweite Bogen ausgefüllt werden. Zusätzlich werden die Teilnehmer gebeten, jeweils eine Evaluation zum Einsatz des Schmerzersteinschätzungsbogens auszufüllen und zum ersten Beratungsgespräch bzw. zum zweiten Seminar mitzubringen. Im Evaluationsbogen sollten folgende Fragen beantwortet werden:

- Zur Umsetzbarkeit des Bogens: Dauer der Durchführung bzw. des Ausfüllens in Minuten sowie eine Einschätzung des Aufwands des Ausfüllens aus Sicht der Pflegefachkraft.
- Zur Verständlichkeit des Bogens: Angabe, ob der Bogen ausgefüllt werden konnte, und wenn nicht, welche Frage problematisch war und warum.

Zum Ende des zweiten Seminars wird den Teilnehmern der zweite Praxisauftrag vorgestellt, bei dem eine kontinuierliche Anwendung des ECPA-Bogens bei den zugeteilten Bewohnern über einen Zeitraum von vier Wochen erfolgen soll. Den Teilnehmern werden dafür ausreichend Exemplare des ECPA-Bogens, die Verlaufsdokumentation sowie die Hinweise zur Handhabung zur Verfügung gestellt. Die erste Einschätzung sollte bei beiden Bewohnern unmittelbar am Anfang des Zeitraums stehen, die Folgeeinschätzungen im Rhythmus von zwei bis drei Tagen durchgeführt werden. Dabei sollte jeweils der Zeitpunkt und die Dauer des Ausfüllens

Schritte und Zeitplanung

99

dokumentiert werden. Des Weiteren ist bei jedem Bewohner der jeweils ermittelte Gesamtscore (totale Punktzahl) in der Verlaufsdokumentation zu fixieren, so dass nach Beendigung der Praxisphase ein maximaler, ein minimaler sowie ein durchschnittlicher Punktwert erhoben werden können. Auch hier wird ein Begleitgespräch nach etwa zwei Wochen vereinbart. Beide Beratungsgespräche (▶ **Kap. 6.2.1.2**) haben das Ziel, die ersten Ergebnisse bei der Anwendung des Assessments zu besprechen und etwaige Fragen und Anwendungsprobleme zu klären.

5 Sensibilisierung der Pflegekräfte

Es gibt unterschiedliche Gründe für ein inadäquates Schmerzmanagement, die nicht ausschließlich bei Pflegekräften zu suchen sind. Deren Einfluss wird jedoch daran deutlich, dass Verfahren zur Bedarfsermittlung und Erfolgskontrolle nur selten praktiziert werden, der Schmerzverlauf häufig lückenhaft dokumentiert ist und die Pflegekräfte sich häufig auf ihre eigene Einschätzung der Schmerzsituation anhand von Beobachtungen des Verhaltens oder Ausdrucks verlassen (DNQP 2004). Die Einführung des Schmerzassessments sollte bei den Teilnehmern zu einer *Sensibilisierung* für ein systematisches Schmerzassessment bei der hier behandelten Bewohnergruppe führen. Die nachfolgenden Ausführungen zeigen, wie der Begriff der Sensibilisierung genauer definiert werden kann und welche Methoden im durchgeführten Projekt verwendet werden können, sein Vorliegen zu untersuchen.

5.1 Definition und Operationalisierung des Begriffs »Sensibilisierung«

Neben einer biologisch orientierten Definition (Allergologie) wird Sensibilisierung auch mit Empfindlichmachen oder Empfänglichmachen übersetzt. Dies verdeutlicht bereits den Bezug zur theoretischen und praktischen Schulung zur Einführung des Schmerzassessments: Um die Zusammenhänge zwischen Verhaltensänderungen und Schmerzen bei der Pflege demenziell erkrankter, kommunikationseingeschränkter Menschen ausreichend zu berücksichtigen, bedarf es der grundsätzlichen Bereitschaft der Pflegekraft, solche Veränderungen als mögliches Schmerzverhalten in Betracht zu ziehen. Eine Kenntnis der grundlegenden Problematik ist also erforderlich, um überhaupt dafür empfänglich zu sein. Zudem müssen die unterschiedlichen Facetten der Zusammenhänge bekannt sein, um tatsächlich auf derartige Signale zu reagieren. Nicht die Wahrnehmung eines möglichen Schmerzverhaltens ist dabei das primäre Problem, sondern vielmehr die Strukturierung der Wahrnehmungen. Erfolgt die Wahrnehmung unter einer konkreten Systematik und Zielrichtung, wird im pflegewissenschaftlichen Zusammenhang von Beobachtung gesprochen. Nur

Voraussetzungen für die Sensibilisierung

unter der Voraussetzung, dass die Pflegekraft die Zusammenhänge zwischen Verhaltensänderungen und Schmerzen verinnerlicht hat, ist eine Beobachtung des Schmerzverhaltens möglich. Empfindlichkeit definiert sich hier über die Fähigkeit, Schmerzverhalten beobachten zu können.

Im Vordergrund steht somit die Angabe von messbaren Ereignissen, welche das Vorliegen der zunehmenden Sensibilisierung für die Schmerzerfassung bei demenziell erkrankten, kommunikationseingeschränkten Menschen sowie im Besonderen für Zusammenhänge zwischen Verhaltensänderungen und Schmerzen verdeutlichen. Dem Begriff Sensibilisierung sind entsprechende Indikatoren zuzuordnen. Ähnlich wie bei der Empathie oder der Intuition erscheint das theoretische Konstrukt Sensibilisierung nur schwer beobachtbar. Im Rahmen der Seminare zur Einführung des Schmerzassessments werden jedoch Kenntnisse für eine gezielte Schmerzerfassung bei der vulnerablen Bewohnergruppe vermittelt und in der Praxisphase angewendet (Training-on-the-job). Ob die Pflegekräfte für den hier relevanten Gegenstandsbereich zunehmend sensibel werden, definiert sich demnach maßgeblich über einen erfolgreichen Theorie-Praxis-Transfer.

Erste Dimension der Sensibilisierung: Fremdeinschätzung der Pflegekräfte

Die erste abgeleitete Dimension der Sensibilisierung ist die *Fremdeinschätzung* der Pflegekräfte. Ein entscheidendes Medium in diesem Zusammenhang sind die *Pflegedokumentationen* der Bewohner, in denen sich die Tätigkeiten und Beobachtungen der Pflegekräfte widerspiegeln. Biografische und pflegerische Anamnese liefern aufgrund ihrer Affinität zur Schmerzersteinschätzung bereits die ersten entscheidenden Informationen zur Schmerzsituation eines Bewohners und damit Grundlagen für die Pflegeplanung. Der Pflegeplanung und dem Pflegebericht kommt eine vielleicht sogar noch größere Bedeutung zu, da schmerzbezogene Beobachtungen und Maßnahmen seitens der Pflegekräfte hier nicht nur generell, sondern insbesondere im Hinblick auf aktuelle Veränderungen beim Bewohner zu erwarten sind. Der Pflegebericht bildet nach wie vor ein unverzichtbares Hilfsmittel zur Informationsweitergabe, obschon viele Informationen im Rahmen einer Pflegeübergabe ausgetauscht werden. Dass der Schmerz als wichtiges und typisches Pflegeproblem Eingang in die Pflegeplanung findet, sei an seiner Einordnung als existenzgefährdende Erfahrung verdeutlicht (Krohwinkel 1998). Zudem zeigen die Anforderungen des Medizinischen Dienstes der Krankenkassen an stationäre Pflegeeinrichtungen, dass die Pflegedokumentationen einen sehr hohen Stellenwert als Nachweis der pflegerischen Tätigkeiten haben. Schmerzen werden im Rahmen der Pflegeanamnese sowie beim Pflegebericht ausdrücklich als Beispiele von Veränderungen der physischen und psychischen Befindlichkeit des Bewohners benannt (MDS 2000). Somit wird die *Pflegedokumentation* mit ihren einzelnen Elementen (Pflegeanamnese, biografische Anamnese, Pflegeplanung, Pflegebericht) als erster Indikator der Fremdeinschätzung festgelegt. Die *Pflegeübergabe* tritt als weiterer Indikator hinzu, da beim Pflegebericht als Einwegkommunikationsmittel der Gedankenaustausch und die Rücksprache nicht möglich sind. In der Pflegeübergabe hingegen können Informationen schneller ausgetauscht, ergänzende Erläuterungen zum Pflegebericht gegeben sowie bewohnerbezogene Aspekte vermittelt werden, die sofort von der folgenden Schicht beachtet werden müssen. Des Weiteren existieren aufgrund der Einwegkommunikation hohe Anforderungen an Pflegeberichte, die sich auf Inhalt, Gestaltung, Grammatik, Stil und Rechtschreibung beziehen. Wird neben klassischen Hindernissen wie Zeitdruck und mangelnder Motivation auch der häufige Migrationshintergrund des Pflegepersonals in Pflegeheimen bedacht, so liegt die Vermutung nahe, dass die Qualität der Pflegeberichte mitunter gering ist und das Schreiben von Pflegeberichten sogar teils vermieden wird. In der *Pflegeübergabe* liegt die große Chance, das Erfahrungs- und Fachwissen sowie die bewohnerbezogenen Informationen zu ermitteln, welche die Pflegekräfte zwar verinnerlicht haben, jedoch nicht in schriftlicher Form dokumentieren.

Die *Selbsteinschätzung* stellt die zweite Dimension der Sensibilisierung dar und steht im engen Zusammenhang mit der Selbstreflexion, also dem Nachdenken über die eigenen Handlungen, Gedanken und Empfindungen. Auf diesen Kontext übertragen bedeutet das, dass die Teilnehmer sich ihrer eventuell zunehmenden Sensibilisierung bewusst werden sollen. Zu Beginn steht das Sammeln von Praxiserfahrung, gefolgt vom Reflektieren der Erfahrungen. In diesem Fall sind das vor allem die Erkenntnisse, welche die Teilnehmerinnen aus dem ersten Umgang mit dem Schmerzassessment ziehen und weitergeben. Dieser grundsätzliche Vorgang hat einen hohen Stellenwert im Rahmen des Pflegeprozesses und wird unter anderem beim reflektierten Erfahrungslernen nach Monika Krohwinkel hervorgehoben (Krohwinkel 1993). Zudem treten Aspekte der Metakognition hinzu. Metakognitive Empfindungen in Form des Bewusstwerdens eigener Ängste und Motivationen im Lernprozess spielen dabei eine wichtige Rolle. Wichtiger erscheint hier jedoch die Funktion der metakognitiven Kontrollprozesse, d. h. die realistische Einschätzung der eigenen Lernleistungen sowie das Bewusstwerden eigener Stärken und Schwächen im Lernprozess (Siebert 2000). Der Lernprozess führt dabei über die theoretische und praktische Schulung zur Einführung des Schmerzassessments. Die zunehmende oder unveränderte Sensibilisierung für die systematische Schmerzerfassung bei demenziell erkrankten, kommunikationseingeschränkten Menschen kann folglich als Ergebnis des Lernprozesses betrachtet werden. Abschließend müssen die individuellen Erkenntnisse berücksichtigt werden, die aus der Evaluation der Praxiserfahrungen entstehen und im Hinblick auf neue bzw. zukünftige Praxiserfahrung relevant sind. Es geht um Erkenntnisse, welche die Teilnehmer aus der theoretischen und praktischen Schulung für ihre Arbeit gewinnen, und zwar im Hinblick auf die Schmerzerfassung bei dieser vulnerablen Bewohnergruppe. So lassen sich vier Indikatoren für diese Dimension festlegen, die sehr allgemein formuliert, jedoch nur auf den speziellen Kontext der Einführung des Schmerzassessments zu beziehen sind: *Erfahrungsberichte, Einschätzung des Lernzuwachses, Einschätzung der Lerndefizite* und *Zukunftsperspektiven.*

Die Ausführungen zur operationalen Definition der Sensibilisierung der Pflegekräfte für die systematische Schmerzerfassung bei der vulnerablen Bewohnergruppe sind in der folgenden Abbildung nochmals komprimiert dargestellt.

Zweite Dimension der Sensibilisierung: Fremdeinschätzung

103

Abb. 12:
Operationale Defini-
tion »Sensibilisierung
der Pflegekräfte«

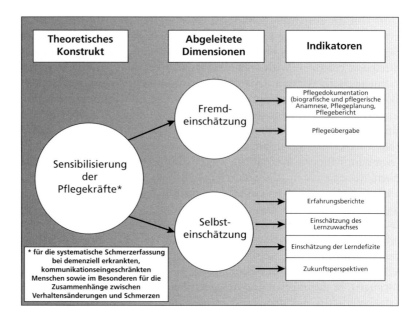

Verände-
rungshypothese

Abgeleitet aus der Operationalisierung des Begriffs Sensibilisierung wird für eine übergreifende Evaluation folgende Veränderungshypothese formuliert, die sich auf das durchzuführende Projekt und die Anwendung des Schmerzassessments durch die Teilnehmer bezieht:

Erhalten die am Projekt beteiligten Pflegekräfte der Projekteinrichtung eine angemessene theoretische und praktische Schulung zum Einsatz der Schmerzerfassungsinstrumente, so werden sie für eine systematische Schmerzerfassung bei demenziell erkrankten, kommunikationseingeschränkten Menschen sowie im Besonderen für die Zusammenhänge zwischen Verhaltensänderungen und Schmerzen zunehmend sensibilisiert.

5.2 Methodik zur Bewertung der Sensibilisierung

5.2.1 Fremdeinschätzung

5.2.1.1 Analyse der Bewohnerdokumentationen

Optimal: Zunahme der
rationalen Dokumen-
tationsanteile

Bei der Planung zur Analyse der Bewohnerdokumentation liegt die Überlegung zugrunde, dass eine Sensibilisierung der Pflegekräfte daran zu messen ist, inwiefern sich das Dokumentationsverhalten durch die Schulungen verändert. Um diese Veränderung ermitteln zu können, wird eine erste retrospektive Analyse der Bewohnerdokumentationen zu Beginn des Projekts durchgeführt und mit einer zweiten Analyse der Dokumentationen von Projektbeginn bis zwei Wochen nach Ende des Schulungszeitraums verglichen (▶ Tab. 6). Dabei werden ausschließlich die Dokumentationen der Bewohner untersucht, die bis zuletzt am Projekt beteiligt sind. Hauptinstrument ist ein deduktives Kategoriensystem, das an das Untersuchungsmaterial (Bewohnerdokumentationen) herangetragen wird. Im Rahmen dieser Analyse sollen Häufigkeiten der einzelnen Kategorien erfasst und an deren Verteilung der Veränderungsprozess verdeutlicht werden. Diesbezüglich ist davon auszugehen, dass – bei einem optimalen Theorie-Praxis-Transfer – in der zweiten Analyse die rationalen bzw. reflektierten Dokumentationsanteile der Pflegekräfte gegenüber den intuitiven bzw. unreflektierten vermehrt festgestellt werden. Die Unterscheidung *rational/reflektiert* und *intuitiv/unreflektiert* wird bei der Darstellung des Kategoriensystems genauer erläutert. Es sei jedoch vorangestellt, dass ein rationales bzw. reflektiertes Dokumentationsverhalten grundsätzlich die optimale und damit systematische Form der Schmerzerfassung auf der Grundlage des Pflegeprozesses repräsentiert, während das intuitive bzw. unreflektierte Verhalten für eine unsystematische Schmerzerfassung steht.

Die *erste retrospektive Analyse* sollte und kann nicht beliebig weit in die Vergangenheit zurückreichen, da ein derart intensives Verfahren den Zeitrahmen des Einführungsprojekts sprengen würde. Daher wird die Analyse auf tatsächlich dokumentiertes Schmerzerleben im Zeitraum der vergangenen drei Jahre beschränkt. Der Zeitraum fällt kürzer aus, wenn die Bewohner weniger als drei Jahre in der Projekteinrichtung lebten. Um die Mengen an Textmaterial zu reduzieren, muss zunächst eine Voranalyse vollzogen werden, die schmerzmanagementbezogene Informationen herausfiltert und selektiert. Die Reduktion und Strukturierung des Textmaterials ist zudem sehr hilfreich, da so ein Eindruck über den Kenntnisstand zum Schmerzmanagement in der Einrichtung gewonnen werden kann. Die Voranalyse wird unter Berücksichtigung folgender Kriterien in Anlehnung an den Pflegeprozess durchgeführt:

- *Stammdaten* der Bewohner, insbesondere die durch Arztbriefe gesicherten Diagnosen, die verordnete Medikation sowie eine eventuell angeordnete Bedarfsmedikation, der Name der Bezugspflegekraft sowie die Namen und Adressen der Betreuungsperson, des Hausarztes, des Neurologen sowie zusätzlich das Datum und der Zeitrahmen der Analyse und die namentliche Kennzeichnung des Autors, der die Analyse durchgeführt hat.
- *Hinweise auf ein Schmerzerleben in der biografischen und pflegerischen Anamnese und im Pflegebericht* sowie Hinweise auf spezielle Diagnosestellungen der Ärzte als Grundlage einer Schmerzmedikation.
- *Strukturierte Erfassung und Beschreibung des Schmerzerlebens der Bewohner sowie des eingeleiteten Schmerzmanagements durch die Pflegekräfte*, wobei dieser Bereich unterteilt wird in die Fixierung des

Kriterien bei der Voranalyse

105

Schmerzmanagements in der Pflegeplanung und die Dokumentation der Durchführung des Schmerzmanagements.

- Der Abschnitt *Dokumentation der kontinuierlichen Gabe von Analgetika sowie einer analgetischen Bedarfsmedikation* wird in die Frage nach einer kontinuierlichen Gabe, die Begründung für die Gabe sowie die Evaluierung der Analgetikagabe untergliedert. Des Weiteren wird hinsichtlich einer erfolgten Bedarfsmedikation analysiert, ob eine Begründung für deren Anordnung fixiert wurde und ob eine (nicht) erfolgreiche Einnahme nachzuvollziehen ist. Abschließend wird die Frage gestellt, in welcher Form die Schmerzmedikation durch den Arzt verändert wurde (z. B. telefonisch, bei einer Visite etc.).
- *Abschließende Bemerkungen und Hinweise*, die bei der Analyse besonders auffällig sind und im Hinblick auf die Auswertung von Relevanz sein können.

Zweite Analyse: Verwendung eines deduktiven Kategoriensystems

Für die *zweite Analyse* kann z. B. ein deduktives Kategoriensystem entwickelt werden. Orientiert am fünfstufigen Pflegeprozess und der Differenzierung der Planungsphase nach Pflegeziel und geplanten Maßnahmen werden sechs Hauptkategorien formuliert und die Bereiche der Bewohnerdokumentationen festgelegt, auf die sie sich beziehen. Hinter jeder Hauptkategorie steht eine konkrete Fragestellung, welche die Herangehensweise bei der Analyse verdeutlicht. Innerhalb der Hauptkategorien wird qualitativ nach den Bereichen rational/reflektiert sowie intuitiv/unreflektiert unterschieden, wobei diese Unterkategorien jeweils entsprechend den Anforderungen an die Schritte des Pflegeprozesses definiert sind. Das Kategoriensystem ist in der folgenden Tabelle 11 dargestellt.

Tab. 11:
Deduktives Kategoriensystem zur Analyse der Bewohnerdokumentationen

Hauptkategorien/Fragestellung	Unterkategorie
Schmerzbezogene Informationssammlung (Biografie, Pflegeanamnese, Pflegebericht) Fragestellung: Wie werden bei der demenziell erkrankten, kommunikationseingeschränkten Person Informationen zu möglichen Schmerzen gesammelt?	**rational/reflektiert:** Beobachtungen, die auf pflegerischen, medizinischen oder biografischen Aspekten beruhen und den verhaltensbezogenen und/oder physischen Schmerzindikatoren zuzuordnen sind. **intuitiv/unreflektiert:** Unsystematische Zuordnung von Vermutungen der Pflegekraft, ohne dass diese Bezug auf eine pflegerische, medizinische oder biografische Anamnese nehmen, sowie lediglich das Abhaken vorgegebener Felder zu potenziellen Schmerzen ohne jegliche Herleitung.

Hauptkategorien/ Fragestellung	Unterkategorie
Schmerzbezogene Pflegediagnose (aktuelle Pflegeplanung) Fragestellung: Wie wird bei dieser Person eine schmerzbezogene Pflegediagnose gestellt?	**rational/reflektiert:** Formulierung besteht aus drei Teilen → 1. Pflegediagnosetitel, z. B. andauernde Schmerzen; 2. ätiologische oder beeinflussende Faktoren, z. B. Osteoporose, Hüftoperation, Trigeminusneuralgie etc.; 3. Haupt- und Nebenkennzeichen, z. B. Immobilität, Unruhe, häufiger Lagerungswechsel, Weinen und Stöhnen etc. **intuitiv/unreflektiert:** Reine Benennung des Pflegeproblems bzw. der Pflegediagnose ohne konkrete Herleitung, z. B.: »Bewohner hat Schmerzen.«
Schmerzbezogenes Pflegeziel (aktuelle Pflegeplanung) Fragestellung: Wie wird bei dieser Person das schmerzbezogene Pflegeziel formuliert?	**rational/reflektiert:** Differenzierte und klare Aussagen, die überprüft werden können, z. B.: »Die Schmerzkontrolle wird durch eine tägliche Schmerzerfassung gewährleistet.« **intuitiv/unreflektiert:** Pauschalaussagen, z. B.: »Bewohner hat keine Schmerzen.«
Planung von Maßnahmen zur Schmerzerfassung (aktuelle Pflegeplanung) Fragestellung: Welche Maßnahmen werden zur Schmerzerfassung geplant und wie?	**rational/reflektiert:** Angabe von 1. Art der Maßnahme, z. B. eindimensionale Skalen, Fremdeinschätzungsbogen, systematisches und zielgerichtetes Fragen nach Schmerzen (etwa Schmerzqualität, Lokalisation, Intensität und/oder Häufigkeit), sowie 2. Angaben zur Durchführung, z. B. wann, wie oft, durch wen. **intuitiv/unreflektiert:** Unstrukturierte, allgemein gehaltene Fragestellung, insbesondere fehlende Frage nach der Schmerzintensität.
Dokumentation der Durchführung von Maßnahmen zur Schmerzerfassung (Pflegebericht) Fragestellung: Wie werden die Maßnahmen zur Schmerzerfassung dokumentiert?	**rational/reflektiert:** Benennung der durchgeführten Maßnahme, insbesondere der Schmerzerfassungsmethode, und Darstellung des Ergebnisses sowie Begründung eventueller Abweichungen von der geplanten Maßnahme. **intuitiv/unreflektiert:** Reine Benennung der Maßnahme sowie eine unbegründete Abweichung von der Pflegeplanung.
Evaluation der Schmerzerfassung (aktuelle Pflegeplanung, Pflegebericht) Fragestellung: Wie wird die Schmerzerfassung evaluiert?	**rational/reflektiert:** Systematischer Abgleich mit den aufgestellten Pflegezielen, daraus folgend eine Überarbeitung der Pflegeplanung sowie die Durchführung der adaptierten Maßnahmen. **intuitiv/unreflektiert:** Maßnahmen in Abhängigkeit von den Ergebnissen der Schmerzerfassung, z. B. Einleiten, Ändern oder Beibehalten der Schmerzmedikation in Rücksprache mit dem zuständigen Hausarzt, ohne Verankerung in der Pflegeplanung, z. B.: »Hat Schmerzen, hat etwas bekommen.«

Tab. 11: Deduktives Kategoriensystem zur Analyse der Bewohnerdokumentationen – Fortsetzung

107

Auswertung durch Kontingenzanalyse

Dieses Verfahren ermöglicht eine differenzierte Betrachtungsweise des Dokumentationsverhaltens sowie die Auswertung in Form einer Kontingenzanalyse (Mayring 1993). Sowohl das reduzierte Textmaterial aus der Voranalyse als auch die Bewohnerdokumentationen ab der Zeit danach werden anhand des Kategoriensystems durchgearbeitet und die Häufigkeiten der Kategorien ausgezählt. Als Beispiel für eine Kontingenzanalyse sind in der nachfolgenden Abbildung 13 die Ergebnisse der ersten retrospektiven Analyse der Pflegedokumentationen aus dem Projekt, das die Autoren durchführten, dargestellt. Dabei sind horizontal die Kategorien eingetragen und vertikal die Bewohner. Im Zentrum der Matrix befinden sich die Unterkategorien mit ihren jeweils ermittelten Häufigkeiten. Für alle Zeilen bzw. Spalten werden jeweils die kategorienbezogenen bzw. bewohnerbezogenen Summen sowie unten rechts die Gesamtsumme der Häufigkeiten errechnet.

Der Vergleich beider Analysen soll schließlich Aufschluss darüber geben, ob die Schulungen zu einer positiven Veränderung des Dokumentationsverhaltens und damit zu einer zunehmenden Sensibilisierung der Teilnehmer für eine systematische Schmerzerfassung bei demenziell erkrankten, kommunikationseingeschränkten Bewohnern beitragen. Ist zunächst nur ein Teil der Mitarbeiter an der Implementierung des Schmerzassessments beteiligt, so ist bei den Analysen eine Trennung nach Teilnehmern und sonstigen Mitarbeitern vorzunehmen, die z. B. mit Hilfe der Mitarbeiterkürzel erfolgen kann.

Phase des Pflegeprozesses Bewohnerdokumentation		Schmerzbezogene Informationssammlung (Biografie, Pflegeanamnese, Pflegebericht)	Schmerzbezogene Pflegediagnose (aktuelle Pflegeplanung)	Schmerzbezogenes Pflegeziel (aktuelle Pflegeplanung)	Planung von Maßnahmen zur Schmerzerfassung (aktuelle Pflegeplanung)	Dokumentation der Durchführung von Maßnahmen zur Schmerzerfassung (Pflegebericht)	Evaluation der Schmerzerfassung (aktuelle Pflegeplanung, Pflegebericht)	Zeilensummen
Frau A.	r/r*	0	0	0	0	0	0	0
	i/u**	10	0	0	0	0	3	13
Frau B.	r/r	3	0	0	0	0	0	3
	i/u	8 (2)***	0	0	0	0	2	13
Herr G.	r/r	1	0	0	0	0	0	1
	i/u	11 (2)	1	1	0	0	1	14
Frau H.	r/r	0	0	0	0	0	0	0
	i/u	0	0	0	0	0	0	0
Frau J.	r/r	1	0	0	0	4	0	6
	i/u	22	1	1	0	0	11	35
Frau K.	r/r	3	0	0	0	0	0	3
	i/u	11 (2)	0	0	0	0	6	17
Frau M.	r/r	0	0	0	0	0	0	0
	i/u	11 (2)	0	0	0	0	3	14
Frau N.	r/r	1	0	0	0	0	0	3
	i/u	4 (2)	0	0	0	0	1	5
Frau Sch.	r/r	1	0	0	0	0	0	1
	i/u	6 (2)	0	0	0	0	1	7
Frau T.	r/r	3	0	0	0	0	0	3
	i/u	11 (2)	0	0	0	0	1	12
Frau T.2	r/r	0	0	0	0	0	0	0
	i/u	13 (1)	0	0	0	0	7	20
Spaltensummen rational/reflektiert		15	0	0	1	4	0	20
Spaltensummen intuitiv/unreflektiert		107 (15)	2	2	0	0	36	147

*rational/reflektiert **intuitiv/unreflektiert ***in Klammern Anzahl schmerzbezogener Informationen, die nur per Ankreuzverfahren fixiert wurden

Abb. 13: Auswertungsergebnisse der ersten Analyse der Pflegedokumentationen (Kontingenzanalyse)

5.2.1.2 Pflegevisite zur Analyse der Pflegeübergabe

Zweites Instrument zur Fremdeinschätzung der Sensibilisierungseffekte

Es ist davon auszugehen, dass die Schulungen eventuell nicht ausreichend Einfluss auf das Dokumentationsverhalten der Pflegekräfte nehmen, vor allem nicht in dem relativ kurzen Zeitraum der Anwendung des Schmerzassessments. Diese Annahme beruht vor allem darauf, dass es den Mitarbeitern in der Altenpflege häufig sehr schwerfällt, sich schriftlich auszudrücken, dass außerdem viele von ihnen die Grundlagen des Pflegeprozesses nicht internalisiert haben und bei der Pflegedokumentation nicht genau wissen, wie »mit ihr umzugehen ist« (FFG 2003, S. 25). Daher wird ein zweites Instrument zur Fremdeinschätzung der Sensibilisierungseffekte hinzugezogen: die Durchführung einer Pflegevisite durch die Pflegedienstleitung.

Es handelt sich um eine so genannte *primäre Pflegevisite*, bei der der gesamte Pflegeprozess im Fokus der Visite steht (Gültekin, Liebchen 2003). Den Mitarbeitern sollte von der Pflegedienstleitung nicht mitgeteilt werden, dass die Pflegevisite im Zusammenhang mit dem Projekt steht. Zudem sollte die Pflegevisite von der Pflegedienstleitung durchgeführt werden. Damit wird quasi eine Verblindung der Teilnehmer erzielt, um etwaigen Antwortverfälschungen und Urteilsfehlern entgegenzuwirken. Für die Pflegevisite werden die Bewohner ausgewählt, die während des Projekts von den Mitarbeitern des Tagdienstes betreut werden und bei denen aufgrund der Ergebnisse der Schmerzersteinschätzung sowie des ECPA-Bogens davon auszugehen ist, dass relevante pflegerische Einschränkungen bis hin zu sehr großen Einschränkungen einer Schmerzproblematik zuzuordnen sind. Durch dieses Verfahren soll den Mitarbeitern die Möglichkeit gegeben werden, sich im kommunikativen Austausch zum durchgeführten Schmerzassessment verbal zu äußern und anhand des Pflegeprozesses zu verdeutlichen, inwiefern sie das Schmerzassessment in ihr pflegerisches Handeln integrieren. Wenn in der Projekteinrichtung regelmäßig Pflegevisiten durchgeführt werden, sollte auf den grundsätzlichen Verfahrensablauf der Pflegevisite kein Einfluss genommen werden. Die Person, welche die Pflegevisite durchführt (hier also die Pflegedienstleitung), kann folgende Fragen als Leitfaden für die spätere schriftliche Fixierung der Pflegevisite nutzen, um alle Phasen des Pflegeprozesses zu berücksichtigen und die Auswertung zu erleichtern:

Leitfaden für die Pflegevisite

- Welche Pflegeprobleme stehen bei der Bewohnerin/dem Bewohner derzeit im Vordergrund? (Informationssammlung und Pflegediagnose)
- Welche Pflegeziele stehen angesichts der Pflegeprobleme an erster Stelle? (Pflegeplanung)
- Welche pflegerischen Maßnahmen führen Sie derzeit durch, um die Ziele zu erreichen? (Pflegeplanung und Durchführung)
- Gab es in den letzten Wochen irgendwelche besonderen Veränderungen bei der Bewohnerin/dem Bewohner (Befindlichkeit, Änderung der Maßnahmen)? (Evaluation)

Es sollten keine direkten Fragen im Hinblick auf ein durchgeführtes Schmerzassessment gestellt werden. Die Pflegevisiten werden unmittelbar nach der letzten Analyse der Bewohnerdokumentationen durchgeführt. Teilnehmende Personen sind die Pflegedienstleitung sowie die jeweilige Bezugspflegekraft aus dem Projekt. Die Pflegedienstleitung dokumentiert die Ergebnisse aus der Pflegevisite und stellt sie zur Ausarbeitung zur Verfügung. Aus den Protokollen der Pflegevisiten sollte ermittelt werden, inwieweit das Schmerzassessment in die pflegerische Tätigkeit der Teilnehmer integriert wird, selbst wenn es anhand der Pflegedokumentationen nicht nachzuvollziehen gewesen ist. Für die Analyse der Protokolle wird wiederum das deduktive Kategoriensystem verwendet.

5.2.2 Selbsteinschätzung

Eine Evaluation zu allen Indikatoren der Selbsteinschätzung sollte einmalig im Rahmen des dritten Seminars durchgeführt werden. Welche Fragestellungen dabei genutzt werden, ist dem Kapitel 4.2.3.4 zu entnehmen.

Ergänzende Lernerfolgskontrolle zu empfehlen

Es ist jedoch zu empfehlen, eine ergänzende Lernerfolgskontrolle durchzuführen. Dabei kann das deduktive Kategoriensystem (▶ **Tab. 11**) als Erwartungshorizont dienen, um klare Maßstäbe für einen Lernzuwachs zu setzen. Lernzuwachs oder Lerndefizite können z. B. mittels eines halbstandardisierten Interviews ermittelt werden. Ein entsprechender Leitfaden kann aus den Fragen bestehen, die auch für die oben dargestellte Methode zur Selbsteinschätzung verwendet wurden. Da die Teilnehmer die Einzelbzw. Beratungsgespräche bereits von den Praxisphasen her kennen, sind bei einer Einzelbefragung durchaus qualitativ hochwertige Ergebnisse zu erwarten, vielleicht sogar noch eher als bei einer Selbstreflexion im Plenum.

5.3 Ergänzende Empfehlungen

Die Überprüfung eines Theorie-Praxis-Transfers sollte sich auf längerfristig angelegte zusätzliche Praxisphasen beziehen, die sich an die theoretische und praktische Schulung anschließen. Die Evaluation kann zusätzlich oder alternativ über halbstrukturierte Interviews vorgenommen werden. Bei einem längeren Projektverlauf sollten die Analyse der Bewohnerdokumentation sowie das Pflegevisitengespräch ergänzend hinzugezogen werden. Allerdings ist es empfehlenswert, im Rahmen zusätzlicher Seminare und innerhalb der Begleitgespräche gezielt auf die Dokumentation und ihre Einbindung in den Pflegeprozess einzugehen. Des Weiteren sollten die Ergebnisse der Mitarbeiter aus der Anwendung des Schmerzassessments häufiger besprochen und gemeinsam analysiert werden. Seminare oder auch Fallbesprechungen könnten dabei durchaus mit Fallbeispielen aus der vorausgegangenen Praxisphase verknüpft werden, um den Praxisbezug zu verbessern.

6   Praktikabilität des Schmerzassessments

Die Qualität eines Messinstruments lässt sich an drei zentralen Gütekriterien festmachen: Objektivität, Reliabilität und Validität. Die *Praktikabilität* mag kein explizites Gütekriterium sein, ihre Bedeutung für den Einsatz der Instrumente ist jedoch ebenso zentral. Wie bei der Evaluation zur Sensibilisierung erfolgen auch in diesem Kapitel die Begriffsdefinition sowie eine Beschreibung der verwendeten Methoden, um das Schmerzassessment hinsichtlich seiner Praktikabilität zu evaluieren.

6.1   Definition und Operationalisierung des Begriffs »Praktikabilität«

Erste Dimension der Praktikabilität: Nutzen

Der Begriff Praktikabilität wird verwendet, um Brauchbarkeit und Zweckmäßigkeit sowie Anwendbarkeit und Durchführbarkeit zu verdeutlichen. Brauchbarkeit und Zweckmäßigkeit bilden zusammen bereits die erste Dimension der Praktikabilität und werden mit dem Begriff *Nutzen* zusammengefasst. Hierbei steht nicht der allgemeine Nutzen des Schmerzassessments im Vordergrund, der darin besteht, den Schmerz zu erfassen. Dies ist eher der Validität zuzuschreiben, also der Frage, ob der Schmerz tatsächlich erfasst wird. Rein projektbezogen werden dem Nutzen stattdessen folgende Indikatoren zugeordnet:

- *Sensibilisierung der Pflegekräfte für die Beobachtung von Schmerzen:* Die zielgerichtete Wahrnehmung als ein wesentliches Instrument der pflegerischen Anamnese fokussiert hier vor allem die Erfassung von Zusammenhängen zwischen Verhaltensänderungen und Schmerzen. Das Schmerzassessment dient als Instrument, dieses Vorgehen zu systematisieren. Dieser Indikator ist als sehr komplex zu bewerten. Da er bereits ausführlich berücksichtigt und behandelt wurde, entfällt in diesem Zusammenhang eine weitere Analyse und Bewertung.
- *Unterstützung der Schmerztherapie:* Im Rahmen des Schmerzmanagements bildet die Schmerzeinschätzung die Grundlage für das Einleiten oder Verändern einer Schmerztherapie. Es stellt sich die Frage, inwiefern das hier verwendete Schmerzassessment die Schmerztherapie unter-

stützt. In der Anfangszeit einer Implementierung sind noch keine Veränderungen der Schmerzmedikationen zu erwarten, die auf den Ergebnissen der Schmerzerfassung mit Hilfe des ECPA-Bogens beruhen. Eine Überprüfung dieses Indikators wird daher nicht im Rahmen dieses Einstiegsprojekts, sondern nach einer längeren Anwendung von Schmerzersteinschätzung und ECPA-Bogen empfohlen.

Dem Nutzen werden aus ökonomischer Sicht meist die Kosten entgegengehalten. Hier wird der Begriff *Aufwand* als zweite Dimension gesetzt, da Kosten im monetären Sinne sowie unter dem Zeitaspekt zu betrachten sind. Der Fokus liegt hierbei auf dem Indikator *Ausfüllzeit*. Die Relevanz der monetären Kosten eines Instruments (Material, Schulung etc.) sollte nicht unterschätzt werden. Der Bedarf an *theoretischer und praktischer Schulung (Seminare und Training-on-the-job)* ergänzt diese Dimension um zwei weitere wesentliche Indikatoren, die ebenfalls signalisieren, inwiefern ein Fremdeinschätzungsinstrument einfach einzuführen ist. Die Ausführungen zur Schulung behandeln diese Indikatoren ausführlich, so dass die Beschreibung hier entfällt.

Die direkte *Handhabung* des Schmerzassessments stellt die wichtigste Dimension dar. Zwei Bereiche aus der RUMBA-Regel (Arets et al. 1999) liefern erste Anhaltspunkte, welche Voraussetzungen das Schmerzassessment hinsichtlich seiner Handhabung erfüllen sollte:

- U = understandable: Die *Items* eines Bogens müssen *verständlich formuliert* werden, um sie beantworten bzw. eindeutig beobachten zu können.
- B = behavioral: Das Verhalten, in diesem Fall das Schmerzverhalten, muss wahrnehmbar sein. Die *Items* müssen sich also auf Verhaltensweisen beziehen, welche Pflegekräfte und Bezugsperson im Rahmen der Fremdeinschätzung tatsächlich *beobachten* können. Im Fall der Selbsteinschätzung tritt noch die Anforderung hinzu, dass Fragen so formuliert sein müssen, dass der Bewohner sie aus der reflexiven Betrachtung seines Verhaltens heraus *beantworten* kann.

Neben diesen Indikatoren ergibt sich ein weiterer aus der Tatsache, dass für Frage- und Beobachtungsbögen entsprechende Instruktionen zur Verfügung stehen müssen, die den Ausfüllenden bei der Handhabung anleiten. Daraus resultiert die Anforderung, dass die Teilnehmer durch entsprechende *Hinweise zur Handhabung* der Bögen *unterstützt* werden sollten – insbesondere dann, wenn sich trotz der seminarbezogenen Schulung noch Schwierigkeiten in der Anwendung ergeben. Eng damit verbunden ist *die Verständlichkeit des Ausfüll-, Bewertungs- sowie Interpretationsvorgangs*, was ebenfalls zur Güte speziell des ECPA-Bogens beiträgt. Ausfüllen und Bewerten (Scoring) werden bei den meisten Fremdeinschätzungsinstrumenten ausreichend beschrieben, doch die Interpretation der Gesamtscores wird meist bemängelt. Im Rahmen der Schulung sowie in den Hinweisen zur Handhabung wird das Interpretationsverfahren für den ECPA-Bogen dargestellt, vor allem wird die Aussagekraft der Werte im

Hinblick auf Schmerzen verdeutlicht. Dennoch erscheint es wichtig, sich während und nach der Praxisphase über die Nachhaltigkeit dieser Vermittlung zu vergewissern.

Sowohl bei der Auseinandersetzung mit dem ECPA-Bogen im Vorfeld der Seminare als auch beim zweiten Seminar (unmittelbar vor dem praktischen Einsatz des Bogens) werden bei der Bewertung durch die Teilnehmer wahrscheinlich unterschiedliche Meinungen im Hinblick auf die *Differenzierbarkeit der Itemabstufungen* auftreten – manche Abstufungen sind nicht auf Anhieb voneinander zu unterscheiden. Das Problem wird mit Hilfe der Hinweise zur Handhabung zu lösen versucht, was unter Umständen nicht endgültig gelingt. Daher wird dieser Indikator als ein wichtiger Indikator der Praktikabilität des Instruments mit aufgenommen.

Nicht zuletzt bilden Aspekte wie ausreichender Platz zum Schreiben, Lesbarkeit, Farbgebung sowie grafische Trennung von Dimensionen und Items ein Kriterium bei der Beurteilung, ob ein Instrument gut zu handhaben ist oder nicht. Sie werden unter dem Indikator *Übersichtlichkeit des Bogens* zusammengefasst. Damit sollen elementare Punkte berücksichtigt werden, die ein Hindernis für das korrekte, komplikationsfreie und vollständige Ausfüllen des Schmerzassessments sein können.

Diese operationale Definition der Praktikabilität des Schmerzassessments erhebt keinen Anspruch auf Vollständigkeit, sondern verdeutlicht die Indikatoren, die in diesem Kontext primäre Relevanz haben. In Abbildung 14 sind sie nochmals dargestellt. Bei den Indikatoren ist jeweils vermerkt, welcher Teil des Schmerzassessments betroffen ist. Indikatoren, die in anderen Kapiteln bzw. gar nicht behandelt worden sind, haben einen gestrichelten Rahmen.

Hypothesen für eine Evaluation Abgeleitet aus der Operationalisierung des Begriffs Praktikabilität werden für eine übergreifende Evaluation folgende universelle Hypothesen formuliert, die sich auf den Kontext der Einführung und die Anwendung des Schmerzassessments durch die Teilnehmer beziehen:

- Der Schmerzersteinschätzungsbogen und der ECPA-Bogen sind übersichtlich.
- Die Items des Schmerzersteinschätzungsbogens und des ECPA-Bogens sind verständlich formuliert.
- Alle Items des Schmerzersteinschätzungsbogens und des ECPA-Bogens können beobachtet bzw. beantwortet werden.
- Die Itemabstufungen des ECPA-Bogens sind differenzierbar, d. h. heben sich deutlich voneinander ab.
- Der Ausfüll-, Bewertungs- sowie Interpretationsvorgang bei den durch den ECPA-Bogen erhobenen Werten ist verständlich.
- Die Hinweise zur Handhabung unterstützen den Nutzer bei der Anwendung des Schmerzersteinschätzungsbogens und des ECPA-Bogens.
- Die Anwendung von Schmerzersteinschätzungsbogen und ECPA-Bogen ist im Hinblick auf die Zeit als nicht aufwendig zu bewerten.

114

Eine Verifizierung oder Falsifizierung dieser einzelnen Hypothesen er-möglicht eine differenzierte Aussage hinsichtlich der Praktikabilität des Schmerzassessments.

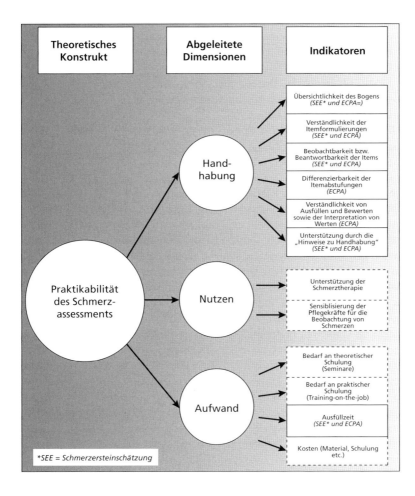

Abb. 14:
Operationale Definition »Praktikabilität des Schmerz-assessments«

6.2 Methodik zur Bewertung der Praktikabilität

6.2.1 Schmerzersteinschätzungsbogen

6.2.1.1 Bewertung und Datensammlung während der Praxisphase

Für die Evaluation in der Praxisphase kann ein einfacher Bogen entwickelt werden, den die Teilnehmer nach der Anwendung des Schmerzerstein-

Entwicklung eines Bogens mit dem Ziel: Erfassen von Aus-füllzeiten und Aufde-cken von Problemen

schätzungsbogens ausfüllen sollen. Primäres Ziel sind die Erfassung von Ausfüllzeiten sowie das Aufdecken von Problemen. Dabei werden folgende Informationen abgefragt:

- Dauer des Ausfüllens für die Stammdaten, die Selbsteinschätzung sowie die beiden Fremdeinschätzungen.
- Frage, ob das Ausfüllen aufwendig erschien, und wenn ja, welchen Grund es dafür gab.
- Frage, ob Items des Bogens nicht beantwortet werden konnten, und wenn ja, welche Items betroffen waren und aus welchem Grund sie nicht beantwortet werden konnten.
- In einem freien Feld für Bemerkungen können die Teilnehmer Informationen eintragen, die sie im Hinblick auf den Einsatz zusätzlich weitergeben wollten.

Die Ausfüllzeiten werden tabellarisch dargestellt, und wenn es sinnvoll erscheint, wird die durchschnittliche Ausfüllzeit errechnet. Die Frage zum Aufwand wird lediglich ausgezählt, die Frage, ob Items nicht beantwortet werden konnten, ebenfalls. Obwohl die Anzahl der notierten Gründe und freien Bemerkungen gering sein kann, sollte hier bereits die Basis für eine einheitliche Auswertung gelegt werden. Unter Berücksichtigung der Tatsache, dass die Teilevaluationen auf die Ermittlung qualitativer Aussagen ausgelegt sind, wird für die Auswertung eine induktive Kategorienbildung gewählt. Als Teilmethode der qualitativen Inhaltsanalyse bietet diese die Chance, das Kategoriensystem als Ganzes in Bezug auf die konkrete Fragestellung und die dahinterliegende Theorie zu interpretieren. Darüber hinaus können Kategorien quantitativ ausgewertet werden, um ihre Häufigkeiten herauszustellen (Mayring 2002). Die konkrete Fragestellung lautet in diesem Fall, ob Schwierigkeiten bei der Anwendung der Schmerzersteinschätzung aufgetreten sind. Dies gibt wiederum Aufschluss über das Vorliegen von Praktikabilität. Entsprechend dem Ablauf der induktiven Kategorienbildung (Mayring 2002) werden die Aussagen zu den nicht beantworteten Items sowie die freien Bemerkungen zunächst vorsortiert, und zwar gemäß den vier Abschnitten des Schmerzersteinschätzungsbogens. In einem zweiten Durchgang durch die Bögen werden die Aussagen nach inhaltlich eindeutigen Zusammenhängen geclustert und damit erste Kategorien gebildet. Nachdem in einem dritten Durchlauf letzte Kategorien ergänzt worden sind, kann in einem abschließenden Durchgang die Häufigkeit der Kategorien ausgezählt werden, unter Ausschluss von Doppelungen innerhalb eines Bogens. Hierdurch wird ein erstes Kategoriensystem entwickelt, das bei den weiteren Evaluationen verwendet und ergänzt wird.

6.2.1.2 Begleitgespräch während der Praxisphase

Ziele: Aufdecken von Problemen bei der Anwendung sowie Beratung

Nach etwa zwei Wochen und unter der Voraussetzung, dass zumindest eine Schmerzersteinschätzung bearbeitet wurde, findet bei jedem Teilnehmer ein Begleitgespräch statt. Dabei steht wiederum im Vordergrund, etwaige

Probleme in der Anwendung aufzudecken und zusätzlich eine Beratung für die weitere Bearbeitung durchzuführen. Zum Einstieg in das Begleitgespräch wird ähnlich einem narrativen Interview die stimulierende Einstiegsfrage gestellt: Inwiefern sind bei der Anwendung der Schmerzersteinschätzung Schwierigkeiten aufgetreten und inwieweit besteht Beratungsbedarf? Eine Aufzählung der weiterführenden Fragen entfällt, da diese individuell auf Aussagen der Teilnehmer eingehen müssen. Der Inhalt des Gesprächs wird direkt im Anschluss als Protokoll zusammengefasst. Dabei sollten neben den expliziten Schwierigkeiten und zugehörigen Beratungsinhalten auch allgemeine Erfahrungen, Meinungen und Verbesserungsvorschläge hinsichtlich der Anwendung der Schmerzersteinschätzung notiert werden, da sie im Hinblick auf eine eventuelle Überarbeitung des Instruments und zur Beurteilung der Effizienz des Seminars wichtig sein können. Ob ein weiterer Beratungstermin notwendig und was gegebenenfalls der Anlass ist, wird am Ende des Protokolls vermerkt.

Bei der Auswertung wird das bereits anteilig entwickelte Kategoriensystem aus der obigen Evaluation verwendet. In zwei Materialdurchgängen wird es entsprechend erweitert. Die Häufigkeiten der Kategorien werden erneut ausgezählt – dabei ist wiederum darauf zu achten, Doppelungen innerhalb eines Protokolls auszuschließen. Textteile, die für die Auswertung relevant sind, werden z. B. entsprechend einer Legende farblich hervorgehoben, um zwischen Kategorien, Beratungsinhalten, Verbesserungsvorschlägen etc. zu unterscheiden. Zusammenfassende Kommentare oder neue Kategorien, die hinter den farblichen Markierungen stehen, können mittels Fußnoten dokumentiert werden.

Erweiterung des Kategoriensystems für die Auswertung

6.2.1.3 Evaluation zu Beginn des anschließenden Seminars

Der praktische Einsatz des Schmerzersteinschätzungsbogens kann zu Beginn des zweiten Seminars z. B. mit Hilfe folgender Fragen evaluiert werden:

- Welche positiven Erfahrungen, Anmerkungen etc. können Sie im Hinblick auf den Bogen und seinen Einsatz berichten?
- Welche negativen Erfahrungen, Anmerkungen etc. können Sie im Hinblick auf den Bogen und seinen Einsatz berichten?
- Welche Anregungen und Verbesserungsvorschläge haben Sie im Hinblick auf den Bogen und seinen Einsatz?

Alle Aussagen der Teilnehmer werden zunächst per Zurufabfrage ermittelt. Bei Mehrfachnennungen sollte darauf geachtet werden, alle Aussagen zu berücksichtigen. Im Rahmen der Auswertung erfolgen ein Materialdurchgang mit dem bisherigen Kategoriensystem und die obligatorische Auszählung der Kategorien.

6.2.2 ECPA-Bogen

6.2.2.1 Bewertung und Datensammlung während der Praxisphase

Sammlung der
Ausfüllzeiten

In den ECPA-Bogen werden zwei zusätzliche Abfragen integriert, die eine Sammlung der Ausfüllzeiten sowie deren Dienstzuordnung (Früh-, Spät- oder Nachtschicht) zum Ziel haben. Auf gesonderte Bögen zur Evaluation während der Praxisphase wird verzichtet, um die Teilnehmer nicht mit zusätzlichen Dokumentationen zu überlasten. Wertvolle Zwischenergebnisse sind eher von den Begleitgesprächen zu erwarten.

Um eine Entwicklung der Ausfüllzeiten zu verdeutlichen, werden bei jedem Bewohner die Dauer der ersten und der letzten Anwendung des ECPA-Bogens aufgenommen und die zugehörigen Lagemaße Mittelwert und Median bestimmt.

6.2.2.2 Begleitgespräch während der Praxisphase

Gewährleistung der
Kontinuität der
Einschätzungen

Wie im Fall der Schmerzersteinschätzung wird empfohlen, beim Einsatz des ECPA-Bogens Begleitgespräche durchzuführen und zu protokollieren, um etwaige Schwierigkeiten in der Anwendung aufzudecken und zu beheben. Letzteres soll vor allem verhindern, dass der Bogen längerfristig falsch verwendet wird, und die Kontinuität der Einschätzungen über vier Wochen gewährleisten. Ob ein weiterer Beratungstermin notwendig und was gegebenenfalls der Anlass ist, wird am Ende des Protokolls vermerkt.

Bei der Auswertung wird ebenfalls das Verfahren der induktiven Kategorienbildung angewendet (▶ Kap. 6.2.1.1). Die sechs Indikatoren zur Handhabung (▶ Abb. 14) bilden das Selektionskriterium und damit die Basis für eine erste Zuordnung der Kategorien. Im abschließenden Materialdurchgang werden die Häufigkeiten der Kategorien ausgezählt. Aufgrund dieser Vorgehensweise ist es möglich, auf die formulierten Teilhypothesen direkter einzugehen. Wie bei den anderen Begleitgesprächen werden Beratungsinhalte sowie Erfahrungen, Meinungen und Verbesserungsvorschläge herausgefiltert, die Aufschluss über eine notwendige Überarbeitung des ECPA-Bogens und die Effizienz des Seminars geben sollen.

6.2.2.3 Evaluation zu Beginn des letzten Seminars

Fragenorientierte
Reflexion der
Praxisphase

Den Kern der Evaluation zu Beginn des letzten Seminars bildet eine fragenorientierte Reflexion der vergangenen Praxisphase. Dabei werden folgende Fragen entsprechend den Indikatoren der Handhabung gestellt, in Kleingruppen bearbeitet und die Ergebnisse anschließend per Folie dem Plenum vorgestellt:

• Wie beurteilen Sie die Übersichtlichkeit des ECPA-Bogens? (Gemeint sind Aspekte wie z. B. Platz zum Schreiben, Lesbarkeit, Farbgebung, grafische Trennung der beiden Dimensionen etc.)

- Verstehen Sie, was mit dem jeweiligen Item und seinen fünf Abstufungen gemeint ist? Wenn nein, benennen Sie das Item, die Abstufung und den Grund.
- Lassen sich alle Items durch die Beobachtungen während einer Schicht beantworten? Berücksichtigen Sie dabei insbesondere die Trennung vor und während der Pflege. Wenn nein, benennen Sie das Item und den Grund.
- Sind die Abstufungen der Items alle klar voneinander abzugrenzen? Wenn nein, benennen Sie das Item, die Abstufung(en) und den Grund.
- Waren die »Hinweise zur Handhabung des ECPA-Bogens« verständlich? Wenn nein, benennen Sie die entsprechende Stelle.
- Welche Elemente der »Hinweise zur Handhabung des ECPA-Bogens« waren für sie hilfreich beim Ausfüllen und warum?
- Welche Informationen fehlen Ihnen bei den Hinweisen? Welche sind überflüssig?
- Welche Schwierigkeiten haben sich noch beim Praxiseinsatz des ECPA-Bogens ergeben, die bislang nicht erfragt wurden?

Bei der Vorstellung der Arbeitsergebnisse durch die Teilnehmer sollte nochmals nachgefragt werden, wer alles die jeweilige Aussage vertritt. Der Projektleiter macht entsprechende Vermerke auf den Folien. So können Mehrfachnennungen berücksichtigt und die Auszählung von Häufigkeiten erleichtert werden.

Im Rahmen der Auswertung wird das Material mit dem obigen Kategoriensystem durchgegangen, und falls erforderlich werden Kategorien ergänzt. Abschließend können die Häufigkeiten der Kategorien einfach ermittelt werden, wobei die Protokolle der Begleitgespräche ebenfalls noch überprüft werden müssen.

6.3 Ergänzende Empfehlungen

Eine mehrstufige Evaluation der Praxisphasen (z. B. durch weitere begleitende Reflexionsgespräche) kann sehr sinnvoll sein, um anwenderspezifische Probleme, aber auch schulungsbedingte Schwierigkeiten frühzeitig zu erkennen und zu beseitigen.

Erhebung der Ausfüllzeiten bei beiden Instrumenten des Schmerzassessments

Die Ausfüllzeiten sind auf jeden Fall bei beiden Instrumenten des Schmerzassessments zu erheben. Denn neben personenbezogenen Schwankungen, bei denen direkt interveniert werden kann, muss vor allem die Entwicklung der Zeiten dargestellt werden. Nur so ergibt sich für die Leitungskräfte der Einrichtung ein klares Bild, ob der Einsatz des Schmerzassessments nach einer adäquaten Übungs- und Anpassungsphase dauerhaft realisierbar ist.

119

6.3.1 Adaption der Schmerzersteinschätzung

Da ältere Menschen nicht immer auf den Begriff Schmerz reagieren, sollten bei der ersten einleitenden Frage nach Schmerzen alternative Formulierungen berücksichtigt und mit aufgeführt werden (▶ Kap. 1.4.1.1).

Im Hinblick auf die Lokalisation des Schmerzes ist es ratsam, die Bewohner zunächst zu bitten, auf die Körperregion zu deuten. Wenn es bei dem Körperschema zu Verständnisschwierigkeiten kommt (z. B. Unterscheidung der Vorder- und Rückansicht), ist eine plastische Variante (z. B. eine Puppe) eine sinnvolle Alternative.

Die Berücksichtigung unterschiedlicher eindimensionaler Skalen bei der Einschätzung der Schmerzintensität erscheint auf dem Hintergrund der variablen kognitiven Fähigkeiten der demenziell Erkrankten sehr wichtig. Es sollten für die Schmerzersteinschätzung alle sinnvollen Varianten zur Verfügung stehen (▶ Kap. 1.4.1.2) und anschließend die ausgewählte Skala beibehalten werden.

Es sollte in jedem Fall darauf geachtet werden, dass die Bezugspersonen schon bei der Aufnahme des Bewohners zu dessen Schmerzerleben befragt werden, um so einer mangelnden Erreichbarkeit vorzubeugen sowie eine frühzeitige Integration zu fördern. Zudem muss geklärt werden, welche Bezugsperson Aussagen zum Schmerzerleben machen kann und bereits Erfahrungen in der Pflege des Bewohners bzw. der Bewohnerin hat.

Da ein Teil der Bewohner trotz demenzieller Entwicklung in der Lage ist, alle Fragen vollständig und adäquat zu beantworten, kann es sinnvoll sein, die Frage nach der Schmerzqualität in die Schmerzersteinschätzung mit aufzunehmen. Dabei sollten Beispiele zur Beschreibung der Schmerzqualität nicht vorgegeben werden, bei Bedarf aber zur Verfügung stehen. Da Pflegekräfte und Bezugspersonen unter Umständen die Begriffe mitbekommen, die der Bewohner zur Beschreibung des Schmerzes verwendet, kann die Frage zusätzlich in die Fremdeinschätzung integriert werden.

6.3.2 Modifizierung von Inhalt und Anwendung des ECPA-Bogens

Problemfaktor: Wechselnde Zuständigkeit

Der zwei- bis dreitägige Anwendungsrhythmus kann organisatorisch nicht immer eingehalten werden, dies sollte jedoch einfach als Gegebenheit hingenommen werden. Denn letztlich ist es effektiver, den Abstand in Ausnahmefällen um ein bis zwei Tage zu verlängern, als die Beobachtung an eine weitere Pflegekraft zu übertragen, die den Bewohner nicht bereits zwei bis drei Tage betreut hat. Eine Bewertung anhand von Beobachtungen einer dritten Person wird weiterhin als sinnvoll erachtet, da Abweichungen im Arbeits- und Tagesablauf nie auszuschließen sind. Dies sollte in jedem Fall vermerkt werden, um ungewöhnliche Veränderungen der Punktzahlen bei Bedarf nachvollziehen zu können. An dem Problemfaktor der wechselnden Zuständigkeit wird deutlich, dass alle Fachkräfte für die Anwendung des ECPA-Bogens geschult sowie alle in der Pflege tätigen Mitarbeiter zu den

Zusammenhängen zwischen Verhaltensänderungen und Schmerzen fort-
gebildet werden sollten.

Es kommt immer wieder zu Unsicherheiten, ob Itemabstufungen angekreuzt werden sollen, wenn das beobachtete Verhalten eventuell auf einen
anderen Grund als Schmerzen zurückzuführen ist. Die Tatsache, dass die
Beobachtungen unabhängig von der Ursache angekreuzt werden sollen,
muss daher in den Seminaren und zudem in den Hinweisen zur Handhabung deutlich hervorgehoben werden.

7 Praxishilfen für die Implementierung des Schmerzassessments

7.1 Beispiel für einen Pflegestandard

Definition, Ziele und Entwicklung eines Pflegestandards

Bei dem entwickelten Pflegestandard liegt die Definition des International Council of Nurses von 1991 zugrunde, in der Standards als ein Werkzeug gesehen werden, mit dem die Qualität von Dienstleistungen geplant, eingeführt und bewertet werden kann und das aufzeigt, dass die Pflege eine Verantwortung hat gegenüber der Gesellschaft, dem Pflegebedürftigen und dem Gesetzgeber, ebenso wie gegenüber dem Berufsstand und seinen Mitgliedern. Der vorliegende handlungsorientierte Pflegestandard (▶ Tab. 12) beschreibt Maßnahmen der *direkten Pflege* und ist daher den Mikrostandards zuzuordnen. Die Ziele von Pflegestandards liegen darin, dass sie Kontinuität in der Qualität der Pflegemaßnahmen erreichen sollen und dass die Pflegemaßnahmen vereinheitlicht werden. Sie dienen der fortlaufenden Qualitätsverbesserung und müssen regelmäßig auf ihre Tauglichkeit und Angemessenheit überprüft werden. Durch interne Fortbildungen und Personalentwicklung muss sichergestellt werden, dass alle Mitarbeiter in der Umsetzung der Pflegestandards geschult sind. Da solche Standards einer verbindlichen Arbeitsanweisung entsprechen, muss an dieser Stelle darauf hinweisen werden, dass sie zunächst als Empfehlung oder Arbeitshilfe für die Einrichtung zu verstehen sind, auf deren Grundlage ein institutionsbezogener Standard entwickelt werden kann. Aus diesen Gründen kann das vorliegende Beispiel noch keine Rücksicht auf die organisationspolitische Zielsetzung, das Pflegemodell und Pflegekonzept sowie die Rahmenbedingungen der Einrichtung nehmen. Bei der weiteren Standardentwicklung sollten die Erfahrungen und Einwände aller Mitarbeiter berücksichtig und diskutiert werden und eine endgültige Formulierung durch eine Arbeitsgruppe erfolgen. Des Weiteren ist zu empfehlen, dass der entwickelte Standard in einem Probelauf auf seine Praxistauglichkeit hin überprüft und infolgedessen revidiert und endgültig formuliert wird. Die Strukturierung des Standards ist angelehnt an die inhaltlichen Anforderungen, die vom MDK auf einer Fortbildung im Juni 1999 beschrieben wurden (König 2003), an den Inhalt und Anforderungen an einen Pflegestandard nach Völkel und Ehmann (2000) sowie an die Inhalte des Expertenstandards Schmerzmanagement in der Pflege (DNQP 2004).

Für die Umsetzung und zum besseren Verständnis des Standards sei an dieser Stelle auf die bereits ausführlich erläuterte Prozessbeschreibung zum Einleiten des pflegerischen Schmerzassessments bei demenziell erkrankten, kommunikationseingeschränkten Bewohnern verwiesen (▸ **Kap. 3.3 und Abb. 11**).

Titel:	Pflegestandard für das Schmerzassessment bei demenziell erkrankten, kommunikationseingeschränkten Menschen mit Schmerzen
Definition:	Das Schmerzassessment bei demenziell erkrankten, kommunikationseingeschränkten Menschen besteht aus zwei Anteilen: einer strukturierten Schmerzersteinschätzung und einem Verhaltensprotokoll zur kontinuierlichen Schmerzerfassung (ECPA). Zusammen bilden diese Instrumente die Basis einer systematischen und zielgerichteten Schmerzerfassung als Grundlage sowie zur Überprüfung einer fundierten Schmerztherapie bei Menschen, die kognitiv nicht mehr in der Lage sind, auf eine konkrete Fragestellung zu ihrem Schmerzerleben differenzierte Antworten zu geben. Damit soll zum einen verhindert werden, dass Schmerzen überhaupt entstehen, zum anderen sollen akute oder chronische (persistierende bzw. andauernde) Schmerzen auf ein Maß reduziert werden, das für den Bewohner erträglich ist, oder gar beseitigt werden.
Grundsätze:	• Schmerz hat physiologische, psychologische und soziologische Dimensionen. Abgesehen von den zugrunde liegenden Ursachen ist Schmerz das, was der Betroffene als solchen beschreibt und empfindet. Wenn er geäußert wird, ist er auch vorhanden. • Grundsätzlich muss von den Mitarbeitern anerkannt werden, dass Schmerzen auch ohne offensichtliche organische Ursache vorhanden sein können und ernst genommen werden müssen. • Bei demenziell erkrankten, kommunikationseingeschränkten Menschen werden insbesondere die nonverbalen Ausdrucksformen der Schmerzen sowie besondere Verhaltensauffälligkeiten beobachtet und dokumentiert. • Bei der Erfassung von Schmerzzuständen oder Verhaltensauffälligkeiten, die auf ein Schmerzerleben des Bewohners hinweisen, bedarf es der Einleitung einer wirksamen Schmerzbehandlung, die systematisch und zielgerichtet geplant, durchgeführt und evaluiert wird. • Die Effektivität des Schmerzmanagements muss in regelmäßigen Abständen kontinuierlich überprüft werden. Die Schmerzkontrolle zur fortlaufenden Einschätzung der therapeutischen Wirksamkeit beginnt am Tag der Aufnahme und wird während des gesamten Aufenthalts fortgesetzt. • Die Pflegekräfte werden regelmäßig zum Thema Schmerzassessment und Schmerzmanagement bei demenziell erkrankten, kommunikationseingeschränkten Menschen fortgebildet. • Aktuelle Fachliteratur zum Thema ist allen Mitarbeitern jederzeit zugänglich.

Tab. 12:
Beispiel eines Pflegestandards für das Schmerzassessment bei demenziell erkrankten, kommunikationseingeschränkten Menschen

Tab. 12: Beispiel eines Pflege- standards für das Schmerzassessment bei demenziell erkrankten, kommunikationsein- geschränkten Menschen – Fortsetzung	**Pflegeziele:**	• Systematische und zielgerichtete Erfassung von Schmerzen oder Verhaltensauffälligkeiten, die eine schmerzbedingte Ursache haben könnten. • Integration des Bewohners und seiner Angehörigen bei pflegerischen und therapeutischen Maßnahmen. • Angemessene Therapie und Unterstützung auf der Basis eines professionellen Schmerzassessments. • Anstreben einer Schmerzlinderung bzw. Schmerzfreiheit für den demenziell erkrankten, kommunikationseinge-schränkten Menschen durch die Zusammenarbeit mit allen Mitarbeitern des Teams, um die Lebensqualität des unter Schmerzen Leidenden zu verbessern.

	Vorbereitung:	Bei der Aufnahme des Bewohners wird mit ihm, bei (vorlie-gendem) Einverständnis auch mit seinen Angehörigen/Be-treuern zusammen, der Schmerzersteinschätzungsbogen aus-gefüllt. Die Fremdeinschätzung des Schmerzersteinschätzungsbogens durch die Bezugspflegekraft sowie die Bezugspflegeperson sollte nach spätestens vier Wochen ausgefüllt sein.
		  Wird im Rahmen der Ersteinschätzung ein Schmerzerleben festgestellt, sollte im Anschluss an den Schmerzerfassungsbogen das Verhaltensprotokoll zur kontinuierlichen Schmerzerfassung (ECPA) angewendet werden, um einen Ausgangsscore für eine anschließende Schmerztherapie zu ermitteln.
		  Die Ergebnisse aus dem Schmerzersteinschätzungsbogen so-wie dem ECPA-Bogen dienen als Grundlage jeder Phase des Pflegeprozesses.

	Durch-führung:	Lässt sich anhand der Schmerzersteinschätzung bzw. des ermit-telten Scores aus dem ECPA-Bogen ein Schmerzerleben bei dem demenziell erkrankten, kommunikationseingeschränkten Men-schen feststellen, bedarf es in Absprache mit dem Arzt der Ein-leitung einer Schmerztherapie. Diese Therapie kann aus medi-kamentösen und nichtmedikamentösen Strategien bestehen. Sie muss im Pflegeteam, mit dem Hausarzt und mit Unter-stützung weiterer Berufsgruppen gemeinsam erfasst, geplant, durchgeführt und überprüft werden.
		  Jede eingeleitete Therapie muss im Hinblick auf ihre Effekti-vität mit dem ECPA-Bogen überprüft werden, insbesondere dann, wenn der Bewohner nicht mehr in der Lage ist, die Cha-rakteristik seines Schmerzes (Lokalisation, Intensität, Frequenz, Auftreten und Dauer, Qualität) detailliert zu beschreiben.
		  Lässt sich bei der Aufnahme des Bewohners anhand des Schmerzersteinschätzungsbogens kein Schmerzerleben ermit-teln bzw. sind die Schmerzen therapeutisch gut eingestellt, sollte neben der gezielten Beobachtung des Bewohners kontinuierlich alle zwölf Wochen anhand des ECPA-Bogens überprüft werden, ob der Score stabil bleibt.
		  Bei einer akuten Verschlechterung des Allgemeinzustands des Bewohners sollte eine Einschätzung des Schmerzes mit Unter-stützung des ECPA-Bogens erfolgen (z. B. nach Sturz), sofern nicht die sofortige Einleitung von Notfallmaßnahmen erforderlich ist (z. B. bei Myokardinfarkt, Schlaganfall, Gehirnblutung etc.).
		  Alle Maßnahmen, die im Rahmen des Schmerzassessments durchgeführt werden, müssen in der Pflegedokumentation erfasst werden.

Evaluation:	Verhaltensauffälligkeiten, die auf ein Schmerzerleben des Bewohners hindeuten, werden kontinuierlich und systematisch erfasst, eine entsprechende Therapie wird geplant und durchgeführt und der Erfolg der Maßnahme zielgerichtet evaluiert. Der Bewohner und seine Angehörigen werden bei allen Maßnahmen informiert und integriert. Nur durch ihre Mitarbeit kann eine planmäßige Erfassung und Therapie effektiv durchgeführt werden. Der Bewohner erfährt durch eine Zusammenarbeit aller Mitarbeiter des Teams, durch ein verbessertes, fortlaufendes und umfassendes Schmerzassessment sowie die Einleitung einer fundierten Therapie in Kooperation mit dem Arzt und weiteren Berufsgruppen Schmerzfreiheit bzw. Schmerzlinderung. Durch das professionell durchgeführte Schmerzassessment erfährt der Bewohner weiterhin eine angemessene Therapie und Unterstützung. Die Pflegekräfte entwickeln durch spezielle Schulungen und praktische Erfahrung mehr Kenntnisse über das Schmerzassessment bei demenziell erkrankten, kommunikationseingeschränkten Menschen.	**Tab. 12:** Beispiel eines Pflegestandards für das Schmerzassessment bei demenziell erkrankten, kommunikationseingeschränkten Menschen – Fortsetzung
Dokumente:	• Schmerzersteinschätzungsbogen • ECPA-Bogen • Verlaufsdokumentation • Instrumente zur Einschätzung der Schmerzintensität (visuelle Analogskala, verbale Rating-Skala, numerische Rating-Skala oder Gesichter-Rating-Skala) • Körperschema zur Schmerzlokalisation	
Verantwortlichkeit:	Für den Bewohner zuständige Pflegefachkraft (Bezugspflegekraft)	
Kontrollkriterien:	• Ausgefüllte Dokumente • Pflegedokumentation (biografische, pflegerische und medizinische Anamnese, Pflegeplanung, Pflegeberichte) • Pflegevisite (z. B. zur Überprüfung der Ergebnisqualität)	
Bibliografie:	Abraham, I./Bottrell, M.M./Fulmer, T./Mezey, M.D. (Hrsg.) (2001): Pflegestandards für die Versorgung alter Menschen. Göttingen: Hans Huber Carr, E.C.J./Mann, E.M. (2002): Schmerz und Schmerzmanagement. Praxishandbuch für Pflegeberufe. Göttingen: Hans Huber DNQP – Deutsches Netzwerk für Qualitätsentwicklung in der Pflege (Hrsg.) (2004): Sonderdruck Expertenstandard Schmerzmanagement in der Pflege. Einschließlich Kommentierung und Literaturanalyse. Osnabrück: DNQP Kunz, R. (2006): Schmerzerfassung und Therapie bei Demenzkranken. In: Knipping, C. (Hrsg.). Lehrbuch Palliative Care. Bern: Hans Huber	

Tab. 12: Beispiel eines Pflege-standards für das Schmerzassessment bei demenziell erkrankten, kommunikationsein-geschränkten Menschen – Fortsetzung	Interdisziplinärer Arbeitskreis Schmerz im Alter (Hrsg.) (1999): Schmerz im Alter. Ein Kompendium für Ärzte. Band I – Grundlagen der schmerztherapeutischen Versorgung älterer Menschen. Puchheim: Lukon
	Gerontologie en Institution (2005): ECPA – Echelle comportementale d'Evaluation de la Douleur pour la Personne âgée. Verfügbar unter: http://membres.lycos.fr/papidoc/12echelecpa.html (Zugriff am 09.03.2007)
	Snowley, G.D./Nicklin, P.J./Birch, J.A. (1998): Pflege-standards und Pflegeprozess. Grundlagen pflegerischer Qualitätssicherung. 2. Auflage, Wiesbaden: Ullstein Medical
	Völkel, I./Ehmann, M. (2000): Spezielle Pflegeplanung in der Altenpflege. Qualitätssicherung bei der stationären und ambulanten Pflege alter Menschen. 2. Auflage, München: Urban & Fischer
	Wilkening, K./Kunz, R. (2003): Sterben im Pflegeheim. Perspektiven und Praxis einer neuen Abschiedskultur. Göttingen: Vandenhoeck & Ruprecht
Zeitpunkt der Erstellung: 10.06.2013	1. Revision: 9. März 2015 · Erstellt von: Meike Schwermann, Markus Münch

7.2 Formulierungshilfen für die Pflegeplanung

Integration des Schmerzassessments in die Pflegedokumentation

Erfahrungen haben gezeigt, dass die Mitarbeitenden sich sehr intensiv mit dem Schmerzassessment auseinandersetzen, dieses als »praktikabel« bewerten und es im Team und zum Teil mit den Hausärzten besprechen können. Ein großes Verbesserungspotenzial liegt bei der Übertragung ihrer Arbeit in die Pflegedokumentation. Sonst ist zu erwarten, dass mitunter bei einer abschließenden Dokumenteneinsicht keine Nachweise zu finden sind, dass Schmerzen in den vergangenen Wochen bei den einzelnen Bewohnern gezielter beobachtet wurden, spezielle Assessmentinstrumente genutzt wurden oder dass über eine Adaption des Schmerzmanagements mit Kollegen und Medizinern gesprochen und dies auch zum Teil durchgeführt wurde. Um dieser Problematik entgegenzuwirken, werden in diesem Kapitel Formulierungshilfen gegeben, die für die Umsetzung des Schmerzassessments im Pflegeprozess genutzt werden können.

Die Zuordnung der Formulierungshilfen orientiert sich dabei an den Erkenntnissen aus der »Grundsatzstellungnahme Pflegeprozess und Dokumentation« des Medizinischen Dienstes der Spitzenverbände der Krankenkassen e. V. (MDS) und dem implizierten modifizierten 6-Phasen-Modell nach Fiechter und Meier (MDS 2005, S. 13). Zu diesen sechs Phasen gehören:

- Informationssammlung
  = Pflegeanamnese,
- Erkennen von Problemen und Ressourcen des Patienten
- = Pflegediagnose,
- Festlegen der Pflegeziele,
- Planung der Pflegemaßnahmen,
- Durchführung der Pflege,
- Beurteilung der Wirkung der Pflege auf den Patienten
  = Pflegeevaluation.

In dieser Handlungsempfehlung wird der Pflegeprozess als ein Instrument zur Problemlösung und Beziehungsgestaltung dargestellt, dem eine bestimmte in der Einrichtung festgelegte pflegeinhaltliche Orientierung zugrunde liegt. Der Pflegeprozess ist dabei nicht als »inhaltliche Pflegetheorie« zu sehen, sondern muss als handlungsstrukturierendes Konzept gesehen werden, das lediglich den Ablauf zielgerichteten Handelns beschreibt (MDS 2005, S. 8 f.). In diesem Zusammenhang ist es allerdings nicht möglich, eine konkrete Pflegeplanung entsprechend der Handlungsempfehlungen des MDS darzustellen. Es können im Folgenden nur Formulierungshilfen und erforderliche Dokumente genannt werden, die eine individuelle Pflegeplanung unterstützen. Da sich die Pflegedokumentation in den meisten Einrichtungen der Altenhilfe an dem konzeptionellen Pflegemodell der Aktivitäten und existenziellen Erfahrungen des Lebens von Monika Krohwinkel orientiert, dienen die AEDLs an dieser Stelle als Bezugsrahmen für die Pflegedokumentation. Ausschließlich in Kapitel 7.2.2, wird ein konkretes Fallbeispiel für eine differenzierte Entwicklung des Pflegeproblems herangezogen, in allen anderen Kapiteln werden die Formulierungshilfen allgemein dargestellt.

7.2.1 Informationssammlung

Die Informationssammlung umfasst die Sammlung, Systematisierung und Dokumentation von pflege- und behandlungsrelevanten Daten. Darin eingeschlossen sind biografische Aspekte des Pflegebedürftigen (und seiner Bezugsperson), relevante Bedürfnisse, Probleme, Fähigkeiten und Gewohnheiten. Gegebenenfalls sind auch anerkannte Assessmentverfahren zur Erfassung spezifischer Pflegebedarfe (z. B. Schmerzassessmentbögen) anzuwenden (MDS 2005). Im Rahmen der Pflegeanamnese lässt sich aus dem Gespräch mit dem Pflegebedürftigen und seiner Bezugsperson, durch gezieltes Nachfragen, durch wahrnehmbare Schmerzindikatoren, durch eine körperliche Untersuchung durch die Pflegekraft, durch das biografische Gespräch, die medizinische Anamnese sowie anhand der Medikation bereits ermitteln, ob ein Schmerzerleben vorliegen könnte. Auch fließt das beobachtbare Verhalten in den ersten Tagen nach Aufnahme in die Pflegeanamnese ein. Besteht der Verdacht auf ein Schmerzerleben auf der Basis der aufgeführten Aspekte, kann mit Hilfe des Schmerzersteinschätzungs-

Zuordnung des wahrgenommenen Schmerzerlebens zu den AEDLs

bogens sowie des ECPA-Bogens dieser Verdacht konkret eingeschätzt werden. Basiert die Pflegeanamnese auf dem AEDL-Schema, lässt sich die Wahrnehmung des Schmerzerlebens allen AEDLs zuordnen, je nachdem, in welchem Bereich ein mit Schmerzerleben in Verbindung zu bringendes Verhalten wahrgenommen wurde. Als konkretes Pflegephänomen zuordnen lässt es sich dem AEDL 3 »vitale Funktionen aufrechterhalten können«, dem AEDL 11 »für Sicherheit sorgen können« sowie dem AEDL 13 »Umgang mit existenziellen Erfahrungen«. Auch wenn in diesem Leitfaden nicht näher auf die Pflegediagnosen eingegangen wird, sei an dieser Stelle vermerkt, dass in der Literatur die Pflegediagnosen »Chronische Verwirrtheit«, »Schmerz«, »Akute Schmerzen« und »Chronische Schmerzen« dem 13. AEDL zugeordnet werden (KDA 2006 und Ehmann, Völkel 2004). Entsprechend der Zuordnung wird das Schmerzassessment anschließend in die Pflegeplanung integriert.

Zu verwendende Dokumente

Für die Informationssammlung zu verwendende Dokumente sind:

- Stammblatt, inklusive der ärztlichen Diagnosen,
- Pflegeanamnesebogen,
- Biografiebogen,
- Arztbriefe,
- evtl. Überleitungsbogen (Krankenhaus, häuslicher Pflegedienst),
- Medikamentenblatt,
- Schmerzersteinschätzungsbogen,
- ECPA-Bogen.

7.2.2 Problembeschreibung

Empfehlung: PESR-Format

Die Problembeschreibung bündelt die während der Informationssammlung gewonnenen Informationen und analysiert die Bedürfnisse, Probleme und Fähigkeiten des Pflegebedürftigen. Eine Problembeschreibung entspricht einer Aussage über die »Zustände«, die Pflege erfordern. Das Ziel der Problembeschreibung besteht darin, »eine zusammenhängende, informative, übersichtliche, anschauliche und individuelle Kurzbeschreibung der Bereiche in der Pflegesituation zu geben, die der (professionellen) Unterstützung bedürfen« (MDS 2005, S. 19). Der Medizinische Dienst empfiehlt in seiner Handlungsempfehlung eine Problembeschreibung anhand des PESR-Formats (Problem, Einflussfaktoren, Symptom, Ressource). Eine detaillierte Beschreibung und Nutzung des PESR-Formats ist der Handreichung zu entnehmen (MDS 2005).

Da eine pauschale Umsetzung der Problemdefinition nicht möglich ist, wird für eine beispielhafte Nutzung das Fallbeispiel 1, Frau Schulze (▶ Kap. 4.2.1.2) hinzugezogen.

Betroffene Lebensaktivität
AEDL 13, Umgang mit existenziellen Erfahrungen des Lebens

Spezifizierung

Schmerzäußerungen in Form von Stöhnen, mimischer Veränderung und krampfhaftem Festhalten an den Pflegekräften beim Lagewechsel und der Mobilisation.

Problem/Art der Beeinträchtigung

Das beobachtbare Verhalten der Bewohnerin deutet darauf hin, dass sie unter diversen Schmerzen leidet.

Qualität/Quantität

Die mimische Veränderung, das krampfhafte Festhalten an den Pflegekräften und die Stöhnlaute zeigt Frau Schulze bei jeder Lagerung und Mobilisation. Bei Wetterveränderungen stöhnt sie kontinuierlich, ebenfalls wenn sie auf die rechte Seite gelagert wird. Sie rutscht dann auch wieder innerhalb von kurzer Zeit auf den Rücken. Derzeit zeigt sie jedes Mal auf konkrete Nachfrage nach Schmerzen auf den Oberbauch.

Ätiologie/Ursachen, Zusammenhänge, Einfluss- und Risikofaktoren

Basierend auf den medizinischen Diagnosen, der bereits seit vier Jahre anhaltenden Immobilität, einer allgemeinen körperlichen Schwäche durch das subfibrile Fieber, das durch die Blasenentzündung hervorgerufen wurde, auf einer Narbenempfindlichkeit bei schlechtem Wetter sowie dem mangelhaften Nahrungszustand kann davon ausgegangen werden, dass die Bewohnerin unter mittelstarken bis starken Schmerzen leidet.

Symptom/Ausdruck, Beobachtungen, Äußerungen des Pflegebedürftigen

Die Bewohnerin zeigt eine starke mimische Veränderung und ein krampfhaftes Festhalten an den Pflegekräften bei der Lagerung und der Mobilisation. Auch gibt sie bei diesen Tätigkeiten Stöhnlaute von sich und zeigt bei konkreter Nachfrage nach Schmerzen auf den Oberbauch. Sie schläft viel und zeigt nur geringen Appetit.

Ressource/Fähigkeiten, Potenziale

Frau Schulze bekommt regelmäßig Besuch von ihrer Tochter und deren Mann, die sie auch beide noch erkennt. Ihre Tochter ist sehr bemüht, dass es der Bewohnerin gut geht. Sie gibt über ihre in den Jahren vorher übernommene Pflege bereitwillig Auskunft.

Frau Schulze wirkt sehr entspannt, wenn sie auf der linken Seite liegt (allerdings kann sie das bedingt durch ihre Herzinsuffizienz immer nur ca. 1,5 Stunden uneingeschränkt genießen). Sie isst sehr gerne Vanillepudding mit pürierten Früchten und schaut sich gerne Heimatfilme im Fernsehen an.

Zusammenfassung des Pflegeproblems im AEDL 13 anhand des PESR-Formats

Frau Schulze verzieht regelmäßig das Gesicht, stöhnt und hält sich jedes Mal beim Lagerungswechsel und bei der Mobilisation krampfhaft an den Pflegekräften fest. Auf direkte Nachfrage, warum sie stöhne, zeigt sie auf den Oberbauch. Die rechte Seitenlage toleriert sie derzeit überhaupt nicht, sie rutscht innerhalb kürzester Zeit auf den Rücken. Basierend auf den medizinischen Diagnosen, der bereits seit vier Jahren anhaltenden Immobilität, einer allgemeinen zusätzlichen körperlichen Schwäche bedingt durch das subfibrile Fieber, das durch eine Blasenentzündung hervorgerufen wurde, sowie einer Narbenempfindlichkeit bei schlechtem Wetter deutet ihr Verhalten darauf hin, dass sie kontinuierlich, besonders ausgeprägt beim Lagewechsel und in der rechten Seitenlage unter mittelstarken bis starken Schmerzen leidet. Sie bekommt regelmäßig Besuch von ihrer Tochter, die bereitwillig Auskunft zu ihrer Erfahrung aus der vorangegangenen Pflege zu Hause gibt. Frau Schulze bevorzugt die linke Seitenlage, in der sie 1,5 Stunden sehr entspannt liegen kann. Besonders gerne isst sie Vanillepudding mit pürierten Früchten und entspannt sich, wenn sie sich einen Heimatfilm im Fernsehen ansehen kann.

Im Rahmen der Problemanalyse kann auch auf die Ergebnisse bereits eingesetzter Assessmentinstrumente verwiesen werden.

Für die Problembeschreibung zu verwendende Dokumente sind:

- Pflegeplanungsblatt,
- evtl. Nachweis ausgefüllter Assessmentbögen.

7.2.3 Pflegeziele

Maßstab für den Erfolg der Pflege

Die Pflegezielbeschreibung legt die hinsichtlich des Pflegebedürftigen zu einem bestimmten Zeitpunkt zu erwartenden Ergebnisse fest und dient als Maßstab, um die Wirksamkeit der geplanten Maßnahme zu beurteilen. Das zu jedem Pflegeproblem formulierte Pflegeziel ist gleichzeitig Kriterium und Maßstab, um die Wirksamkeit der geplanten Pflegemaßnahme und den Unterschied zwischen Ausgangspunkt und Resultat zu beschreiben. Pflegeziele dienen als Basis für die Evaluation der Pflegehandlungen und sind der Maßstab für den Erfolg der Pflege (MDS 2005). Ein abstrakt formuliertes Pflegeziel könnte wie folgt dargestellt werden:

Durch das systematische und zielgerichtete Erfassen beobachtbarer Verhaltensänderungen, welche (basierend auf der Anamnese) auf ein Schmerzerleben schließen lassen, durch das kontinuierliche Einbeziehen des Pflegebedürftigen und seiner Bezugsperson sowie durch ein interdisziplinär geführtes Schmerzmanagement, in dessen Rahmen eine fundierte Schmerztherapie durchgeführt und ihr Erfolg engmaschig überprüft wird, erfährt der Bewohner eine Linderung seiner Schmerzen und somit eine Verbesserung seiner Lebensqualität.

Für die Festlegung der Pflegeziele zu verwendende Dokumente sind:

- Pflegeplanungsblatt.

7.2.4 Planung und Durchführung der Pflegemaßnahmen

Die Pflegemaßnahmen sind präzise, kurz und verständlich zu formulieren und dürfen keine medizinische Therapie beschreiben. Bei deren Planung wird festgelegt, in welcher Art und Weise die Pflege durchgeführt wird. Es muss ersichtlich sein, wer, was, wann, wo, wie oft und wie durchführt (MDS 2005). Im Hinblick auf das systematische Schmerzmanagement, das eingeleitet werden soll, können folgende Pflegemaßnahmen von den Pflegefachkräften geplant und durchgeführt werden (entsprechend des entwickelten Pflegestandards):

> Wer führt was wann, wo, wie oft und wie durch?

- Vierzehn Tage lang wird alle zwei bis drei Tage von der Bezugspflegekraft zur gleichen Zeit der ECPA-Bogen ausgefüllt. Der ermittelte Score wird anschließend zur besseren Übersichtlichkeit in die Verlaufsdokumentation eingetragen und das Ergebnis im Team besprochen.
- In enger Zusammenarbeit mit dem Hausarzt, dem Pflegeteam sowie weiteren beteiligten Professionen wird innerhalb der nächsten drei Tage gemeinsam die medikamentöse und nichtmedikamentöse Therapie geplant, durchgeführt und kontinuierlich überprüft. In dieser Zeit wird der ECPA-Bogen eine Woche lang täglich ausgefüllt, bis zu beurteilen ist, ob die Verhaltensauffälligkeiten schmerzbedingt sind und reduziert auftreten oder eine andere Ursache haben könnten.
- Neben dem Ausfüllen des ECPA-Bogens wird das Verhalten von allen an der Pflege Beteiligten bei der Lagerung und der Mobilisation kontinuierlich beobachtet. Auffälligkeiten und Veränderungen werden bei der Übergabe direkt angesprochen.
- Der Pflegebedürftige und seine Bezugspersonen werden über die geplanten Maßnahmen zeitnah informiert und in die Beobachtung kontinuierlich einbezogen.

Für die Planung und Durchführung der Pflegemaßnahmen zu verwendende Dokumente sind:

- Pflegeplanungsblatt,
- Leistungsnachweis,
- Dokumentenblatt: »Kommunikation mit dem Arzt«,
- Medikamentenblatt,
- evtl. BTM-Buch,
- ECPA-Bogen,
- Verlaufsdokumentation,
- Pflegeberichteblatt.

7.2.5 Evaluation

Basis für Korrekturen Die Evaluation bewertet die Wirkung der Pflegemaßnahme, dient dem Erkennen von Ursachen bestehender Mängel und ist die Basis für entsprechende Korrekturen. Am Tag des im Pflegeplan fixierten Evaluationsdatums wird überprüft, ob die geplante Zielsetzung mittels der geplanten Maßnahme erreicht werden konnte (MDS 2005).

Im Abgleich mit der Zielplanung müsste demnach im Rahmen der Bewertung überprüft werden, ob der Bewohner durch die Nutzung des Schmerzassessments eine fundierte (medikamentöse und nicht-medikamentöse) Schmerztherapie erhalten hat, und ob deren Wirksamkeit engmaschig anhand des ECPA-Bogens überprüft wurde. Des Weiteren ist zu überprüfen, ob die Kooperation im Team, mit den Bezugspersonen und anderen Professionen, insbesondere mit dem zuständigen Hausarzt, erfolgreich durchgeführt wurde. Ist bei dem Bewohner trotz eines fundierten und evaluierten Schmerzmanagements keine Verhaltensänderung festzustellen, bedarf es weiterer Gespräche des Behandlungsteams, evtl. unter Einbezug eines weiteren Facharztes, um die Ursachen der Verhaltensauffälligkeiten zu ermitteln.

Für die Evaluation zu verwendende Dokumente sind:

- Verlaufsdokumentation,
- evtl. »Kommunikationsblatt mit dem Arzt«,
- evtl. Medikamentenblatt,
- Pflegebericht,
- Pflegeplanungsblatt (wenn dort eine Spalte für die Evaluation vorgesehen ist).

Literatur

Abbey, J./Piller, N./De Bellis, A./Estermann, A./Parker, D./Giles, L./Lowcay, B. (2004): The Abbey pain scale: a 1-minute numerical indicator for people with end-stage dementia. In: International Journal of Palliative Nursing, 1, S. 6–13.

Abraham, I./Bottrell, M.M./Fulmer, T./Mezey, M.D. (Hrsg.) (2001): Pflegestandards für die Versorgung alter Menschen. Göttingen: Hans Huber.

AGS – American Geriatrics Society Panel on persistent pain in older adults (2002): The management of persistent pain in older persons. In: Journal of the American Geriatrics Society, S6, S. s205–s224.

ANAES – Agence Nationale d'Accréditation et d'Évaluation en Santé (Hrsg.) (2000): Evaluation et prise en charge therapeutique de la douleur chez les personnes âgées ayant des troubles de la communication verbale. Paris: ANAES.

Arbeitsgruppe Geriatrisches Assessment (Hrsg.) (1997): Geriatrisches Basisassessment. Handlungsleitlinien für die Praxis. München: MMV.

Arbeitskreis Schmerz und Alter der Deutschen Schmerzgesellschaft e. V. (2013): Hinweise zur Verwendung von BESD (Beurteilung von Schmerzen bei Demenz). Verfügbar unter: http://www.dgss.org/fileadmin/pdf/BESD_Kurzanleitung_130 626.pdf (Zugriff am 23.10.2014).

Arets, J./Obex, F./Vaessen, J./Wagner, F. (1999): Professionelle Pflege. Theoretische und praktische Grundlagen. 3. Aufl., Göttingen: Hans Huber.

Bader, R./Ruhland, H.-J. (1996): Kompetenz durch Bildung und Beruf. In: Schaube, W. (Hrsg.): Handlungsorientierung für Praktiker. Ein Unterrichtskonzept macht Schule. Darmstadt: Winklers, S. 30–33.

Baron, R./Jänig, W. (2001): Neuropathische Schmerzen. In: Zenz, M./Jurna I. (Hrsg.): Lehrbuch der Schmerztherapie. Grundlagen, Theorie und Praxis für Aus- und Weiterbildung. Stuttgart: Wissenschaftliche Verlagsgesellschaft, S. 65–87.

Basler, H.D. (1999): Das Schmerzerleben bei älteren Menschen. In: Interdisziplinärer Arbeitskreis Schmerz im Alter (Hrsg.): Schmerz im Alter. Ein Kompendium für Ärzte. Band I – Grundlagen der schmerztherapeutischen Versorgung älterer Menschen. Puchheim: Lukon, S. 30–37.

Basler, H.D./Bloem, R./Casser, H.R./Gerbershagen, H.U./Grießinger, N./Hankemeier, U./Hesselbarth, S./Lautenbacher, S./Nikolaus, T./Richter, W./Schröter, C./Weiß, L. (2001): Ein strukturiertes Schmerzinterview für geriatrische Patienten. In: Der Schmerz, 3, S. 164–171.

Basler, H.D./Hesselbarth, S./Schuler, M. (2004): Schmerzdiagnostik und -therapie in der Geriatrie. Teil I: Schmerzdiagnostik. In: Der Schmerz, 4, S. 317–326.

Basler, H.D./Hüger, D./Kunz, R./Luckmann, J./Lukas, A./Nikolaus, T./Schuler, M.S. (2006): Beurteilung von Schmerz bei Demenz (BESD). Untersuchung zur Validität eines Verfahrens zur Beobachtung des Schmerzverhaltens. In: Der Schmerz, 6, S. 519–526.

Basler, H.D./Grießinger, N./Hankemeier, U./Märkert, D./Nikolaus, Th./Sohn, W. (2005): Schmerzdiagnostik und -therapie in der Geriatrie. Teil II: Schmerztherapie. In: Der Schmerz, 1, S. 65–73.

Bernabei, R./Gambassi, G./Lapane, K./Landi, F./Gatsonis, C./Dunlop, R./Lipsitz, L./Steel, K./Mor, V. (1998): Management of pain in elderly patients with cancer. In: Journal of the American Medical Association, 23, S. 1877–1882.

Bickel, H. (1995): Demenzkranke in Alten- und Pflegeheimen: Gegenwärtige Situation und Entwicklungstendenzen. In: Forschungsinstitut der Friedrich-Ebert-Stiftung (Hrsg.): Medizinische und gesellschaftspolitische Herausforderung: Alzheimer Krankheit. Der langsame Zerfall der Persönlichkeit. Bonn: Friedrich-Ebert-Stiftung, S. 49–68.

Bickel, H. (2000): Demenzsyndrom und Alzheimer Krankheit: Eine Schätzung des Krankenbestandes und der jährlichen Neuerkrankungen in Deutschland. In: Das Gesundheitswesen, 4, S. 211–218.

Bortz, J. (1999): Statistik für Sozialwissenschaftler. 5. Aufl., Berlin: Springer.

Bortz, J./Döring, N. (2003): Forschungsmethoden und Evaluation für Human- und Sozialwissenschaftler. 3. Aufl., Berlin: Springer.

Carr, E.C.J./Mann, E.M. (2002): Schmerz und Schmerzmanagement. Praxishandbuch für Pflegeberufe. Göttingen: Hans Huber.

Coester, F. (2004): Qualitätsmessinstrumente in der Begleitung und Pflege demenziell erkrankter Menschen und ihre Anwendung im Rahmen personeller, gesetzlicher und ökonomischer Bedingungen, Thema 193. Köln: Kuratorium Deutsche Altershilfe.

Davies, E./Male, M./Reimer, V./Turner, M. (2004): Pain assessment and cognitive impairment: part 2. In: Nursing Standard, 13, S. 33–40.

Davis, M.P./Srivastava, M. (2003): Demographics, assessment and management of pain in the elderly. In. Drugs & Aging, 1, S. 23–57.

De Cocquard, M. (1999): A propos l'ECPA: une méthodologie criticable. In: Infokara, 4, S. 63–64.

Deschka, M. (2003): Medical Pocket Dictionary. Wörterbuch Medizin & Pflege. Melsungen: Bibliomed – Medizinische Verlagsgesellschaft.

Diehl, J./Förstel, H./Kurz, A. (2005): Alzheimer-Krankheit. Symptomatik, Diagnose und Therapie. In: Zeitschrift für Medizinische Ethik, 1, S. 3–12.

DGSS – Deutsche Gesellschaft zum Studium des Schmerzes e.V. (Hrsg.) (2007): Ethik-Charta des DGSS. Kurzfassung. Verfügbar unter: http://www.dgss.org/fileadmin/pdf/kurzfassung_ec_einzelseiten_01.pdf (Zugriff am 23.10.2014).

DNQP – Deutsches Netzwerk für Qualitätsentwicklung in der Pflege (Hrsg.) (2004): Sonderdruck Expertenstandard Schmerzmanagement in der Pflege. Einschließlich Kommentierung und Literaturanalyse. Osnabrück: DNQP.

DNQP – Deutsches Netzwerk für Qualitätsentwicklung in der Pflege (Hrsg.) (2005): Expertenstandard Schmerzmanagement in der Pflege. Einschließlich Kommentierung und Literaturanalyse. Osnabrück: DNQP.

DNQP – Deutsches Netzwerk für Qualitätsentwicklung in der Pflege (Hrsg.) (2011): Expertenstandard Schmerzmanagement in der Pflege bei akuten Schmerzen. Einschließlich Kommentierung und Literaturanalyse. 1. Aktualisierung. Osnabrück: DNQP.

DNQP – Deutsches Netzwerk für Qualitätsentwicklung in der Pflege (Hrsg.) (2014): Expertenstandard Schmerzmanagement in der Pflege bei chronischen Schmerzen. Einschließlich Kommentierung und Literaturanalyse. Osnabrück: DNQP.

Egle, U.T./Hoffmann, S.O./Lehmann, K.A./Nix, W.A. (Hrsg.) (2003): Handbuch Chronischer Schmerz. Grundlagen, Pathogenese, Klinik und Therapie aus biopsycho-sozialer Sicht. Stuttgart: Schattauer.

Ehmann, M./Völkel, I. (2004): Pflegediagnosen in der Altenpflege. München: Urban & Fischer.

Engel, J./Hoffmann, S.O. (2003): Transkulturelle Aspekte des Schmerzerlebens. In: Egle, U.T./Hoffmann, S.O./Lehmann, K.A./Nix, W.A. (Hrsg.): Handbuch Chronischer Schmerz. Grundlagen, Pathogenese, Klinik und Therapie aus biopsycho-sozialer Sicht. Stuttgart: Schattauer, S. 17–25.

Falk, J. (2004): Basiswissen Demenz. Lern- und Arbeitsbuch für berufliche Kompetenz und Versorgungsqualität. München: Juventa.

Feldt, K.SD. (2000): The Checklist of Nonverbal Pain Indicators (CNPI). In: Pain Management Nursing, 1, S. 13–21.

Ferrell, B.A./Ferrell, B.R./Rivera, L. (1995): Pain in cognitively impaired nursing home patients. In: Journal of Pain and Symptom Management, 8, S. 591–598.

Fischer, T. (2005): Schmerzmanagement bei alten Menschen – Teil 2: Schmerzen richtig erkennen und einschätzen. In: Pflegezeitschrift, 6, S. 355–358.

Fischer, T. (2007): Instrumente für die Schmerzeinschätzung bei Personen mit schwerer Demenz: Hilfsmittel für die Beobachtung, aber kein Ersatz der Fachlichkeit. In: Pflegezeitschrift, 6, S. 308–311.

Fischer, T. (2012): Schmerzeinschätzung bei Menschen mit schwerer Demenz: das Beobachtungsinstrument für das Schmerzassessment bei alten Menschen mit schwerer Demenz (BISAD). Bern: Huber.

Folstein, M.F./Folstein, S.E./McHugh, P.R. (1975): Mini-Mental-State: a practical method for grading the cognitive state of patients for the clinician. In: Journal of Psychiatric Research, 3, S. 189–198.

Fox, P./Raina, P./Jadad, A. (1999): Prevalence and treatment of pain in older adults in nursing homes and other long-term care institutions: a systematic review. In: Canadian Medical Association Journal, 3, S. 329–333.

Fuchs-Lacelle, S./Hadjistavropoulos, T. (2004): Development und Preliminary Validation of the Pain Assessment Checklist for Seniors with Limited Ability to Communicate (PACSLAC). In: Pain Management Nursing, 1, S. 37–49.

Gehling, M./Tryba, M. (2001): Unterschiede zwischen akutem und chronischem Schmerz. In: In: Zenz, M./Jurna I. (Hrsg.): Lehrbuch der Schmerztherapie. Grundlagen, Theorie und Praxis für Aus- und Weiterbildung. Stuttgart: Wissenschaftliche Verlagsgesellschaft, S. 565–575.

Gordon, M. (2003): Handbuch Pflegediagnosen. Das Buch zur Praxis. 4. Aufl., München: Urban & Fischer.

Greving, J./Paradies, L. (2000): Unterrichts-Einstiege. Ein Studien- und Praxisbuch. 5. Auflage, Berlin: Cornelsen Scriptor.

Gültekin, J.E./Liebchen, A. (2003): Pflegevisite und Pflegeprozess. Theorie und Praxis für die stationäre und ambulante Pflege. Stuttgart: Kohlhammer.

Gunzelmann, T./Schumacher, J./Brähler, E. (2002): Prävalenz von Schmerzen im Alter: Ergebnisse repräsentativer Befragungen der deutschen Altenbevölkerung mit dem Giessener Beschwerdebogen. In. Der Schmerz, 4, S. 249–254.

Harkins, S.W./Price, D.D. (1992): Assessment of pain in the elderly. In: Turk, D.C./Melzack, R. (Hrsg.): Handbook of pain assessment. New York: The Guilford Press, S. 315–331.

Herold, G. (2001): Methoden zur Reflexion, zum Abschluss, zum Rückblick. In: Unterricht Pflege, 4, S. 26–32.

Hadjistavropoulos, T. (2005): Assessing Pain in Older Persons with Severe Limitations in Ability to Communicate. In: Gibson, S./Weiner, D. (Hrsg): Pain in Older Persons. Progress in Pain Research and Management, Vol. 35. Seattle: IASP Press, S. 135–151.

Herr, K./Bjoro, K./Decker, S. (2006): Tools for Assessment of Pain in Nonverbal Older Adults with Dementia: A State-of-the-Science Review. In: Journal of Pain and Symptom Management, 31, S. 170–192.

Herr, K./Bursch, H./Black, B. (2008): State of the Art Review of Tools for Assessment of Pain in Nonverbal Older Adults. Verfügbar unter: http://prc.coh.org/PAIN-NOA.htm (Zugriff am 23.10.2014).

Heuft, G./Kruse, A./Lohmann, R./Senf, W. (1995): Psychosomatische Aspekte des Schmerzerlebens im Alter – Ergebnisse aus der ELDERMEN-Studie. In: Zeitschrift für Gerontologie und Geriatrie, 28, S. 349–357.

Höge, H. (2002): Schriftliche Arbeiten im Studium. Ein Leitfaden zur Abfassung wissenschaftlicher Texte. 2. Aufl., Stuttgart: Kohlhammer.

Hofer, J./Kruse, A./Pöhlmann, K./Schmitt, E. (1995): Schmerz, Selbständigkeit und subjektives Alterserleben – Ein empirischer Beitrag aus der Studie »Möglichkeiten und Grenzen selbständiger Lebensführung im Alter«. In: Zeitschrift für Gerontologie und Geriatrie, 28, S. 358–368.

Hoffmann, S.O./Egle, U.T. (2003): Klinisches Bild des Schmerzkranken. In: Egle, U.T./Hoffmann, S.O./Lehmann, K.A./Nix, W.A. (Hrsg.): Handbuch Chronischer Schmerz. Grundlagen, Pathogenese, Klinik und Therapie aus bio-psycho-sozialer Sicht. Stuttgart: Schattauer. S. 118–125.

Horgas, A.L./Elliott, A.F. (2004): Pain assessment and management in persons with dementia. In: Nursing Clinics of North America, 3, S. 593–606.

Huch, R./Bauer, C. (Hrsg.) (2003): Mensch Körper Krankheit. 4. Aufl., München: Urban & Fischer.

Hüper, C. (1997): Schmerzverstehen in der interkulturellen Pflege. In: Uzarewicz, C./Piechotta, G. (Hrsg.): Transkulturelle Pflege. In: Curare – Zeitschrift für Ethnomedizin, Sonderband 10/1997, S. 171–187.

Hurley, A.C./Volicer, B.J./Hanrahan, P.A./Houde, S./Volicer, L. (1992): Assessment of Discomfort in Advanced Alzheimer Patients. In: Research in Nursing & Health, 5, S. 369–377.

Interdisziplinärer Arbeitskreis Schmerz im Alter (Hrsg.) (1999): Schmerz im Alter. Ein Kompendium für Ärzte. Band I – Grundlagen der schmerztherapeutischen Versorgung älterer Menschen. Puchheim: Lukon.

Jank, W./Meyer, H. (1994): Didaktische Modelle. 3. Aufl., Berlin: Cornelsen.

Kuratorium Deutsche Altershilfe (KDA) (Hrsg.) (2006): Plakat: Pflegediagnosen in der Altenpflege von Jürgen Georg und Christine Sowinski. Köln: Kuratorium Deutsche Altershilfe.

Kerkhoff, B./Halbach, A. (2002): Biografisches Arbeiten. Beispiele für die praktische Umsetzung. Hannover: Vincentz.

Klafki, W. (1999): Die bildungstheoretische Didaktik im Rahmen kritisch-konstruktiver Erziehungswissenschaft. In: Gudjons, H./Winkel, R. (Hrsg.): Didaktische Theorien. Hamburg: Bergmann + Helbig.

Kollak, I./Georg, M. (Hrsg.) (2001): Pflegediagnosen: Was leisten sie – was leisten sie nicht? Ergebnisband des ersten dezentralen Kolloquiums des DV Pflegewissenschaft an der Alice-Salomon-Fachhochschule Berlin am 26. Juni 1998. 3. Aufl., Frankfurt am Main: Mabuse.

König, J. (2003): Der MDK – Mit dem Gutachter eine Sprache sprechen. Alles über Einstufungspraktiken und die Qualitätsprüfung des medizinischen Dienstes der Krankenkassen sowie anhängende Prozesse der Qualitätssicherung. 4. Aufl. Hannover: Schlütersche.

Kovach, C.R./Noonan, P.E./Griffie, J./Muchka, S./Weissman, D.E. (2001): Use of the Assessment of Discomfort in Dementia Protocol. In: Applied Nursing Research, 4, S. 193–200.

Krohwinkel, M. (1993): Der Pflegeprozess am Beispiel von Schlaganfallkranken. Eine Studie zur Erfassung und Entwicklung ganzheitlich-rehabilitierender Prozeßpflege. Im Auftrag des Bundesministeriums für Gesundheit. Band 16, Schriftenreihe des Bundesministeriums für Gesundheit. Baden-Baden: Nomos.

Krohwinkel, M. (1998): Fördernde Prozesspflege – Konzepte, Verfahren und Erkenntnisse. In: Osterbrink, J. (Hrsg.): Erster internationaler Pflegetheorienkongress Nürnberg. Göttingen: Hans Huber, S. 134–154.

Krulewitch, H./London, M.R./Skakel, V.J./Lundstedt, G.J./Thomason, H./Brummel-Smith, K. (2000): Assessment of pain in cognitively impaired older adults: a comparison of pain assessment tools and their use by non-professional caregivers. In: Journal of the American Geriatrics Society, 12, S. 1607–1611.

Kunz, R. (2000): Schmerzerfassung bei Patienten mit Kommunikationsstörungen. In: Infokara, 2, 15–17.

Kunz, R. (2001): Palliative Care für kommunikationsunfähige (demente) Patienten. Ein Projekt im Pflegezentrum des Spital Limmattal, Schlieren (Schweiz). In: Die Hospiz-Zeitschrift, 8, S. 12–14.

Kunz, R. (2002a): Palliative Medizin für ältere Menschen. In: Schweizerisches Medizin-Forum, 5, S. 100–105.

Kunz, R. (2002b): Schmerzerfassung bei Patienten mit Demenzerkrankungen. In: Geriatrie Journal, 6, S. 14–21.

Kunz, R. (2003): Palliative Care für Patienten mit fortgeschrittener Demenz: Values Based statt Evidence Based Practice. In: Zeitschrift für Gerontologie und Geriatrie, 5, 355–359.

Kunz, R. (2006): Schmerzerfassung und Therapie bei Demenzkranken. In: Knipping, C. (Hrsg.): Lehrbuch palliative Care. Bern: Hans Huber, S. 234–237.

Lagger, V./Mahrer Imhof, R./Imhof, L. (2008): Schmerzmanagement bei Patienten mit kognitiven Beeinträchtigungen: ein Forschungsanwendungsprojekt. In: Pflege, 3, S. 149–156.

Lautenbacher, S./Kunz, M. (2004): Einfluss der Alzheimer-Erkrankung auf die Schmerzverarbeitung. In: Fortschritt der Neurologie Psychiatrie, 7, S. 375–382.

Loskamp, B.R./Meyer-Rentz, M./Rüller, H. (2003): Prozessorientiert Pflegen. Grundlagen der Pflege für die Aus-, Fort- und Weiterbildung. Heft 13. Brake: Prodos.

Lukas, A./Barber, J.B./Johnson, P./Gibson, S.J. (2013): Observer-rated pain assessment instruments improve both the detection of pain and the evaluation of pain intensity in people with dementia. In: European Journal of Pain, 17(10), S. 1558–1568.

Lynn, A.L./O'Malley, K.J./Cody, M./Kunik, M.E./Ashton, C.M./Beck, C./Bruera, E./Novy, D. (2004): A conceptual model of pain assessment for noncommunicative persons with dementia. In: The Gerontologist, 6, S. 807–817.

Martens, M./Sander, K./Schneider, K. (Hrsg.) (1996): Didaktisches Handeln in der Pflegeausbildung. Dokumentation des 1. Kongresses zur Fachdidaktik der Gesundheit. Brake: Prodos.

Martens, M./Schneider, K. (1996): Didaktisches Handeln im Pflegeunterricht. In: Martens, M./Sander, K./Schneider K. (Hrsg.): Didaktisches Handeln in der Pflegeausbildung. Dokumentation des 1. Kongresses zur Fachdidaktik der Gesundheit. Brake: Prodos, S. 31–69.

Marx, A. (2002): Grundlagen der Schmerztherapie. In: B. Schockenhoff (Hrsg.): Spezielle Schmerztherapie. München: Urban & Fischer, S. 3–21.

Mayring, P. (1993): Qualitative Inhaltsanalyse. Grundlagen und Techniken. Weinheim: Deutscher Studien Verlag.

Mayring, P. (2002): Einführung in die qualitative Sozialforschung. Eine Anleitung zu qualitativem Denken. 5. Aufl., Weinheim: Beltz.

McCaffery, M./Beebe, A./Latham, J. (1997): Schmerz. Ein Handbuch für die Pflegepraxis. Berlin: Ullstein Mosby.

McCaffery, M./Pasero, C. (1999): Pain. Clinical Manual. 2. Aufl., St. Louis: Mosby.

MDS – Medizinischer Dienst der Spitzenverbände der Krankenkassen (Hrsg.) (2000): MDK-Anleitung zur Prüfung der Qualität nach § 80 SGB XI in der stationären Pflege. 2. Ausgabe, Essen: MDS.

MDS – Medizinischer Dienst der Spitzenverbände der Krankenkassen (Hrsg.) (2004): Qualität in der ambulanten und stationären Pflege. 1. Bericht des Medizinischen Dienstes der Spitzenverbände der Krankenkassen (MDS) nach § 118 Abs. 4 SGB XI. Essen: MDS.

MDS – Medizinischer Dienst der Spitzenverbände der Krankenkassen (Hrsg.) (2005): Grundsatzstellungnahme Pflegeprozess und Dokumentation. Handlungsempfehlungen zur Professionalisierung und Qualitätssicherung in der Pflege. Essen: MDS.

Merskey, M./Bogduk, N. (1994): Classification of chronic pain. 2. Aufl., Seattle: IASP Press.

Miller, L.L./Talerico, K.A. (2002): Pain in older adults. In: Annual review of nursing research, 20, S. 63–88.

Molony, S.L./Kobayashi, M./Holleran, E.A./Mezey, M. (2005): Assessing pain as a fifth vital sign in long-term care facilities. Recommendations from the field. In: Journal of Gerontological Nursing, 3, S. 16–24.

Morello, R./Jean, A./Alix, M./Groupe Regates (1998): L'ECPA: une échelle comportementale de la douleur pour personnes âgées non communicantes. In: Infokara, 3, S. 22–29.

Morello, R./Alix, M. (1999): A propos de l'ECPA: réponse des auteurs aux critiques. In: Infokara, 4, S. 64–65.

Morello, R./Jean, A./Fermanian, J./Desson, J./Alix, M. (2001): Elderly Pain Caring Assessment (E.P.C.A.): The First Scale Validated in Noncommunicating Elderly Patients. In: Gerontology, 47 (Suppl 1), S. 535.

Morello, R./Jean, M./Alix, M./Sellin-Peres, D./Fermanian, J. (2007): A Scale to Measure Pain in Non – Verbally Communicating Older Patients: The ECPA – 2 Study of its Psychometric Properties. In: Pain, 133, S. 87–98.

Murdoch, J./Larsen, D. (2004): Assessing pain in cognitively impaired older adults. In: Nursing Standard, 38, S. 33–39.

Muster-Wäbs, H./Schneider, K. (1999): Vom Lernfeld zur Lernsituation. Strukturierungshilfe zur Analyse, Planung und Evaluation von Unterricht. Bad Homburg vor der Höhe: Gehlen.

Muster-Wäbs, H. (2000): Rückblick und Abschied einer Gruppe gestalten: Ausstieg und Transfer. In: Unterricht Pflege, 2, S. 39–46.

Muster-Wäbs, H./Pillmann-Wesche, R. (2003): Gruppen und Teams leiten und anleiten. In: Neue Pädagogische Reihe – Band 1. Brake: Prodos.

Müller-Mundt, G./Brinkhoff, P./Schaeffer, D. (2000): Schmerzmanagement und Pflege – Ergebnisse einer Literaturanalyse. In: Pflege, 13, S. 325–338.

Nauck, F./Klaschik, E. (2002): Schmerztherapie. Kompendium für Ausbildung und Praxis. Stuttgart: Wissenschaftliche Verlagsgesellschaft.

Neumann, K./Fischer, T. (2005): Schmerzmanagement bei alten Menschen – Teil 1: Schmerzursachen kennen und verstehen. In: Pflegezeitschrift, 5, S. 287–291.

Nilges, P. (2003): Lerntheoretisches Verständnis von Schmerz. In: Egle, U.T./Hoffmann, S.O./Lehmann, K.A./Nix, W.A. (Hrsg.): Handbuch Chronischer Schmerz. Grundlagen, Pathogenese, Klinik und Therapie aus bio-psycho-sozialer Sicht. Stuttgart: Schattauer, S. 89–95.

Oelkers, J. (Hrsg.) (1993): John Dewey. Demokratie und Erziehung. Eine Einleitung in die philosophische Pädagogik. Weinheim: Beltz.

Pickering, G./Eschalier, A./Dubray, C. (2000): Pain and Alzheimer's Disease. In: Gerontology, 5, S. 235–241.

Reimann-Rothmeier, G./Mandl, H. (1995): Lernen als Erwachsener. Grundlagen der Weiterbildung, 4, S. 193–201.

Schell, R./Hill, P.B./Esser, E. (1999): Methoden der empirischen Sozialforschung. 6. Auflage, München: R. Oldenbourg.

Scherder, E.J.A./Slaets, J./Deijen, J.B./Gorter, Y./Ooms, M.E./Ribbe, M./Vuijk, P.J./Feldt, K./van de Valk, M./Bouma, A./Sergeant, J.A. (2003a): Pain assessment in patients with possible vascular dementia. In: Psychiatry, 2, S. 133–145.

Scherder, E.J.A./Sergeant, J.A./Swaab, D.F. (2003b): Pain processing in dementia and its relation to neuropathology. In: The Lancet Neurology, 2, S. 677–686.

Martens, M./Sander, K./Schneider K. (Hrsg.): Didaktisches Handeln in der Pflegeausbildung. Dokumentation des 1. Kongresses zur Fachdidaktik der Gesundheit. Brake: Prodos.

Schockenhoff, B. (Hrsg.) (2002): Spezielle Schmerztherapie. 2. Aufl., München: Urban & Fischer.

Schuler, M./Neuhauser, T./Hauer, K./Oster, P./Razus, D./Hacker, M. (2001): Schmerzerkennung bei geriatrischen Patienten durch ein interdisziplinäres Team: Urteilssicherheit und Einflussfaktoren. In: Zeitschrift für Gerontologie und Geriatrie, 5, S. 376–386.

Schuler, M./Hestermann, M./Hauer, K./Schlierf, G./Oster, P. (2002): Probleme bei der Erkennung von Schmerzen in der Geriatrie. In: Der Schmerz, 3, S. 171–178.

Schuler, M./Razus, D./Oster, P./Hauer, K. (2004): Zufriedenheit geriatrischer Patienten mit ihrer Schmerztherapie. In: Der Schmerz, 4, S. 269–277.

Schuler, M./Becker, S./Kaspar, R./Nikolaus, Th./Kruse, A./Basler, H.-D. (2007): Psychometric Properties of the German »Pain Assessment in Advanced Dementia Scale« (PAINAD-G) in Nursing Home Residents. In: Journal of the American Medical Directors Association, 8, S. 388–395.

Schwermann, M. (2004): Respekt erweisen. Betreuung Sterbender in der Altenpflege – Konzept und Umsetzung der Weiterbildung »Palliative Geriatrie«. In: Nightingale, 4, S. 17–26.

Siebert, H. (2000): Didaktisches Handeln in der Erwachsenenbildung. Didaktik aus konstruktivistischer Sicht. 3. Aufl., Neuwied: Luchterhand.

Sieger, M. (2001): Didaktische Orientierungen für das Berufsfeld der Pflege. In: Sieger, M. (Hrsg.): Pflegepädagogik. Handbuch zur pflegeberuflichen Bildung. Göttingen: Hans Huber, S. 81–129.

Snow, A.L./Weber, J.B./O'Malley, K.J./Cody, M./Beck, C./Bruera, E./Ashton, C./Kunik, M.E. (2004): NOPPAIN: A Nursing Assistant-Administered Pain Assessment Instrument for Use in Dementia. In: Dementia and Geriatric Cognitive Disorders, 3, S. 240–246.

Snowley, G.D./Nicklin, P.J./Birch, J.A. (1998): Pflegestandards und Pflegeprozess. Grundlagen pflegerischer Qualitätssicherung. 2. Aufl., Wiesbaden: Ullstein Medical.

Stamm, A. (1999): Ankommen/Orientierung, Themen sammeln. In: Unterricht Pflege, 4, S. 22–29.

Stolee, P./Hillier, L.M./Esbaugh, J./Bol, N./McKellar, L./Gauthier, N. (2005): Instruments for the Assessment of Pain in Older Persons with Cognitive Impairment. In: Journal of the American Geriatrics Society, 2, S. 319–326.

Striebel, W. (2002): Therapie chronischer Schmerzen. Ein praktischer Leitfaden. 4. Aufl., Stuttgart: Schattauer.

Tamaro, S. (1995): Geh, wohin dein Herz dich trägt. Zürich: Diogenes.

Treede, R.D. (2001): Physiologische Grundlagen der Schmerzentstehung und Schmerztherapie. In: Zenz, M./Jurna I. (Hrsg.): Lehrbuch der Schmerztherapie. Grundlagen, Theorie und Praxis für Aus- und Weiterbildung. Stuttgart: Wissenschaftliche Verlagsgesellschaft, S. 39–64.

Thomm, M. (2012): Schmerzbehandlung im Alter. In: Thomm, M. (Hrsg.). Schmerzmanagement in der Pflege. Berlin: Springer, S. 181–194.

Villanueva, M.R./Smith, T.L./Erickson, J.S./Lee, A.C./Singer, C.M. (2003): Pain Assessment for the Dementing Elderly (PADE): Reliability and Validity of a New Measure. In: Journal of the American Medical Directors Association, 1, S. 1–8.

Völkel, I./Ehmann, M. (2000): Spezielle Pflegeplanung in der Altenpflege. Qualitätssicherung bei der stationären und ambulanten Pflege alter Menschen. 2. Aufl., München: Urban & Fischer.

Wahrig-Burfeind, R. (2004): Wahrig. Fremdwörterlexikon. 7. Aufl., München: DTV.

Warden, V./Hurley, A.C./Volicer, L. (2003): Development and Psychometric Evaluation of the Pain Assessment in Advanced Dementia (PAINAD) Scale. In: Journal of the American Medical Directors Association, 1, S. 9–15.

Weissenberger-Leduc, M. (2002): Handbuch der Palliativpflege. 3. Aufl., Wien: Springer.

Werner, P./Cohen-Mansfield, J./Watson, V./Pasis, S. (1998): Pin in participants of adult day care centers: assessment by different raters. In: Journal of Pain and Symptom Management, 1, S. 8–17.

Weyerer, S./Hönig, T./Schäufele, M./Zimber, A. (2000): Demenzkranke in Einrichtungen der voll- und teilstationären Altenhilfe. In: Sozialministerium Baden-Württemberg (Hrsg.): Weiterentwicklung der Versorgungskonzepte für Demenzkranke in (teil-) stationären Altenhilfeeinrichtungen. Stuttgart: Sozialministerium Baden-Württemberg, S. 1–58.

Wilkening, K./Kunz, R. (2003): Sterben im Pflegeheim. Perspektiven und Praxis einer neuen Abschiedskultur. Göttingen: Vandenhoeck & Ruprecht.

Zenz, M./Jurna, I. (Hrsg.) (2001): Lehrbuch der Schmerztherapie. Grundlagen, Theorie und Praxis für Aus- und Weiterbildung. 2. Aufl., Stuttgart: Wissenschaftliche Verlagsgesellschaft.

Zimbardo, Ph.G. (1995): Psychologie. 6. Aufl., Berlin: Springer.

Zwakhalen, S.M./van der Steen, J.T./Najim, M.D. (2012): Which Score Most Likely Represents Pain on the Observational PAINAD Pain Scale for Patients with Dementia? In: Journal of the American Medical Directors Association, 13(4), S. 384–389.

Stichwortverzeichnis

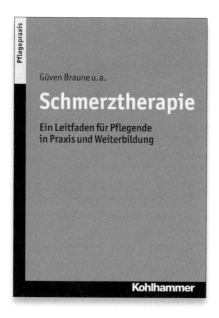